AQUARIUS

AQUARIUS

AQUARIUS

AQUARIUS

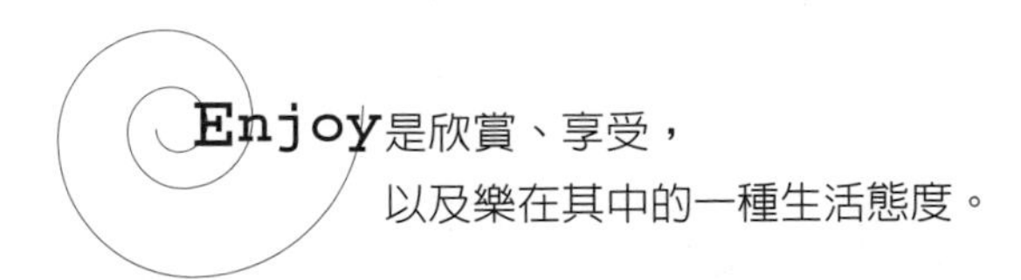
Enjoy是欣賞、享受，
以及樂在其中的一種生活態度。

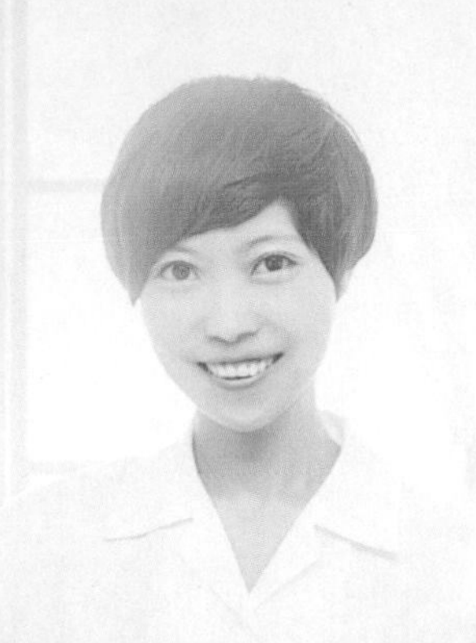

吃出高中生的新陳代謝

關鍵1招，絕對窈・窕・瘦

資深營養師
林／佳／靜

推薦序

只要「eat smart」，就能減肥

◎毛仁淡 Simon J.T. Mao（交通大學生物科技學院院長暨講座教授）

此書的作者，佳靜，是我教學與研究生涯裡，天資聰穎的學生。雖然我不應該告訴你，她的綽號是「小美女」，但你一見到她，就會完全相信我所說的。

在國際上，佳靜是我實驗室中第一個成功採用生物工程和基因轉殖技術，生產出一種抗氧化細胞的學生。這些有趣和令人興奮的細胞，可以防止造成老化因素之一的自由基所發動的攻擊。

自二〇〇五年開始，這項發現被發表在國際期刊，而迄今，她的研究已被引用數百次以上，即使到上個月，還有美國教授請教我，要如何才能獲得這些具有抗氧化力的神奇細胞。

佳靜已經證明自己在生物技術領域的卓越和創意，所以我總是這麼說：「在我的學生之中，如果有人能有重大的科學突破，那麼佳靜必定是其中之一。」

在現實生活中，人們永遠恐懼於三件事：沒有足夠的錢、老化，以及肥胖。雖然前兩者有點難以避免，但相較於前兩者，如果沒有精準、科學且富有經驗的方法，肥胖似乎更難以對付。

很多肥胖的人冀望從電視或報章廣告中，透過一種「神奇」的藥來達到減肥的目的。另外有些人則尋求醫生的幫助，藉著手術來取出體內的脂肪，但他們不明白，這兩種方法都是暫時的。一旦停止吃藥和手術，身材就會恢復原狀，甚至更勝以往。

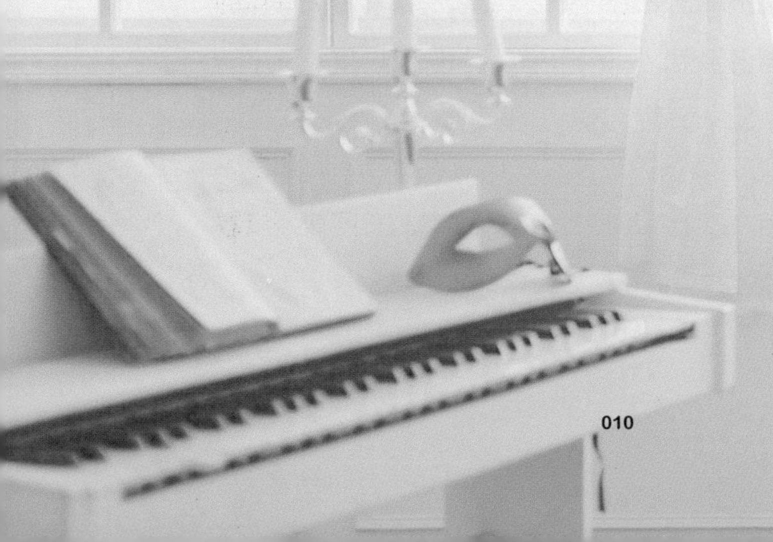

肥胖的人，並不是因為他們的脂肪細胞數量超過正常人，其實，他們的脂肪細胞數目和正常人是一樣的。他們肥胖的原因，是由於遲滯的細胞代謝，無法燃燒掉過多的熱量。幸運的是，這種現象可以藉由正確的飲食來克服，這意味著，肥胖的人仍然可以吃，但是需要「eat smart」。

這本有影響力的書，除了教你究竟該如何飲食之外，更有詳細的科學說明，以及背後的生化機轉，讓你了解哪些是可以促進新陳代謝而減肥的飲食。

在我看來，要減少你的脂肪，最有效的方法，就是「don't ask me why, just do it.」。最近，我親眼見證了佳靜用此書介紹的方法，幫助了她在交大研究所的死黨，也是我的學生，竟然一條腿圍，就減少了14公分，變身成為超級美女，擁有選美競賽的身材。

我經常看到許多肥胖的人，其實都是俊男美女，我相信，如果他們減肥，一定就會更好看了。

這絕對是一本dream book，因為「4321黃金餐盤飲食原則」是很容易遵循的，絕對可以讓你夢想成真。一旦照著執行了，女人們看起來都會像佳靜一樣可愛，男人們都會像我一樣瀟灑（帥，但不胖）。

在《西遊記》裡，孫悟空縱使會七十二變，但他從來無法教豬八戒變瘦。孔子縱有七十二位弟子，但沒有人懂得教人減肥。如我所言，在我的學生中，若有一些人有重大的科學突破，我相信佳靜

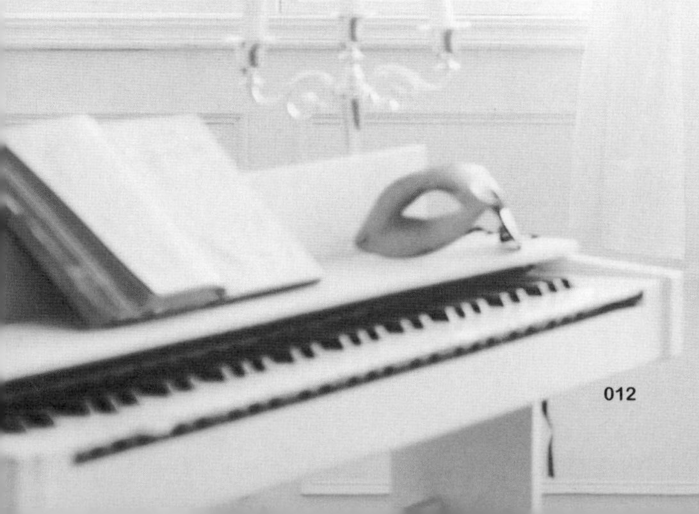

會是其中之一。

請記住，執行「4321黃金餐盤飲食原則」，脂肪將永遠不再回來。所以，為什麼不現在立刻搶購此書呢？我保證，你的親朋好友會在三個月內看到甩掉脂肪、脫胎換骨的你。

各位的成功將使佳靜的夢想成真，因為這本獨特之書的意義並非為佳靜帶來財富，而是強化她的決心，能再次推出其他與健康相關的書籍。

我期待，佳靜的下本dream book應該是「永遠戒菸」。我希望佳靜能幫助我戒菸，但她應該付費給我來當她的小白鼠。

推薦序

要減肥，更要健康

◎**曾碧娟**（聯安預防醫學機構副總經理）

第一次看到《吃出高中生的新陳代謝——關鍵1招，絕對窈・窕・瘦》，心想「書名講的就是佳靜」。身為營養師，佳靜不僅把客戶的飲食管理得宜，也懂得藉由吃來保養！她自己就是越吃越年輕的最佳典範。

我本身投入預防醫學領域20年了，從預防醫學的角度來看，營養和許多疾病的發生和發展都有直接或間接的關係，飲食習慣更攸關一輩子的健康。尤其台灣嚴重的外食文化、速食風讓我們處於食品添加物的曝險部位，一不小心就吃下對身體有害的食品，健康飲食的核心價值受到了威脅，更遑論減肥。

希望讀者們透過這本書，建構有條理、有系統的飲食觀念，除了選擇幫助減重的食物外，更注重天然及有機食材對健康的益處，讓你不只是一時遠離肥胖，而是扎實建構一輩子都受用的健康管理模式。

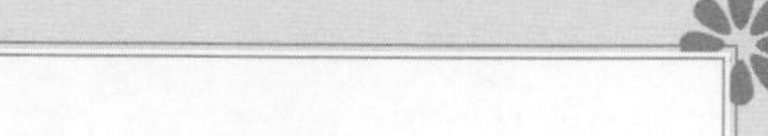

輕鬆管理好自己的健康

「健康靠自己，生病找醫生」一直是我多年來，無論是臨床工作、受邀媒體，或至各大單位演講時，我積極想要傳遞給民眾的觀念。

身體不夠健康，便會有生不完的病，藥物其實是最後不得不的選擇呀！但許多民眾冀望的卻是，醫療人員像魔術師一樣，輕輕一點，就能讓自己身上所有問題消失，但我們都知道，這是不可能的。

保持健康是每個人責無旁貸的責任，任何一個醫療人員，都沒有辦法確保您的健康。

其實，保持健康真的沒有那麼難，並不需要太多的密技、訣竅，甚至不需花大錢，只要掌握正確又簡單的觀念與原則，每一天裡身體力行。就算不懂得艱深的醫學與生化代謝原理，一樣可以輕鬆管理好自己的健康。

健康，是人生最寶貴的資產。因為有了健康，就能往我

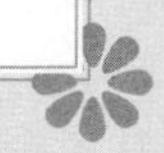

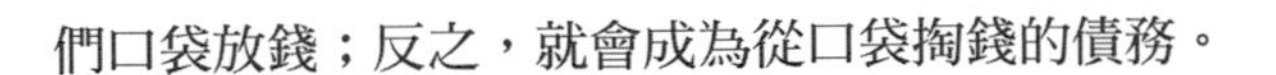

們口袋放錢；反之，就會成為從口袋掏錢的債務。

健康這張資產表一旦負債，是再多的藥物與金錢都無法償還的，所以別只是關注銀行存摺裡有多少個零，一旦沒了最前面的那個「1」，也就是健康，那麼，無論擁有多少個零都沒意義。

每當我埋首實驗室裡，得到新的研究成果，或是閱讀最新的醫療文獻、科學期刊，再加上我身為一個科學人，以及也總是在第一線與民眾溝通的專業人員，我心裡

想著，該如何將最艱深、複雜、難懂的原理，僅利用簡單的舉例與說明，就能轉化成民眾在管理健康上，最正確，也最實用的原則。

我總認為，專業人員把過於艱深、難解的醫療原理告訴民眾，只會讓民眾認為自己沒有專業知識，所以沒有能力管理自己的健康，而當一般人放棄管理自己的健康時，不也等於間接將民眾推向許多商業化、花俏、錯誤百出的觀念裡？

因此，這本書的付梓，我想要達成的最大的目標，便是

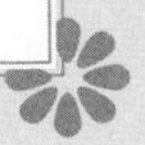

化繁為簡，以最正確的科學觀念、最簡單的表達與舉例，讓一般民眾瞭解到，原來擁有健康，可以是那麼有趣又容易。

民國九十八年，國人平均壽命，男性是76歲，女性是82歲，其中，以台北市男性80歲，女性85歲為最高。因為平均每年增加0.32歲，所以在未來，大家都必須要有活到100歲的準備，甚至科學家還預言，在21世紀，人類的壽命將是120歲。

親愛的，我們準備好健康活到100歲了嗎？每個人都想要同時擁有生命品質與生命價值，所以應該沒有人想要帶著病痛活到100歲，那麼，現在就是做出行動與決定的時候了。

《Make health last. What will your last 10 years look like?》是一部加拿大心臟與中風防制基金會拍的短片，內容非常有意思，我很喜歡，在此分享給大家，這也是促使我起心動念，想把管理健康以最活潑、有趣的方式成書付梓，最簡單的原因之一，我期盼能為一般的民眾健康帶來挹注。

一旦民眾願意積極自主管理健康，而不是仰賴國家醫療

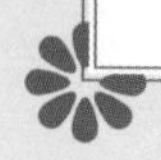

系統的照護，那才是全民健康保險永續經營的唯一可能。

何不從現在就開始？讓自己健康、遠離疾病，也把醫療資源留給最需要的人，讓人人都能用「保健」來替代「健保」。

於是，關於健康，我總說：No Magic But Basic!

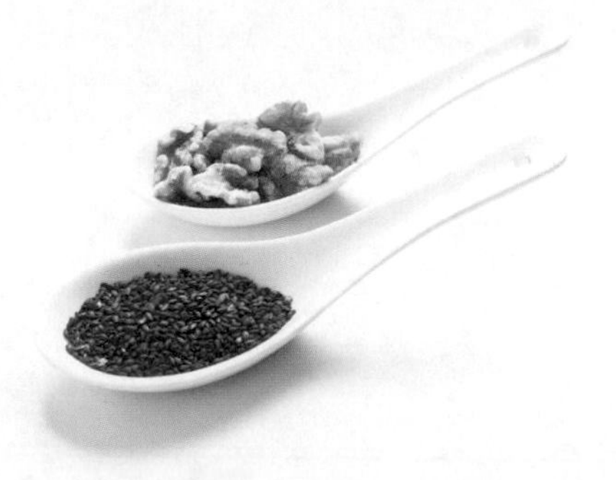

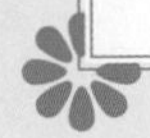
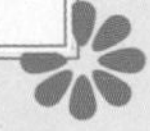

致謝

由衷的感謝我生命中，營養教育養成最重要的輔仁大學食品營養科學系的全體老師們，我何其有幸，能在如此用心辦學的環境下，研究、學習、成長。

感謝佳靜所有求學生涯的師長們，一路的諄諄教誨，給予影響佳靜最深的觀念，而非技術。

感謝職場一路以來的長官、同事、朋友們，給予佳靜最寶貴的舞台，以及肯定、鼓勵、與指正。

感謝願意信任佳靜，執行、體驗並回饋佳靜所提供的健康管理建議的所有親友、觀眾，造就佳靜能更進步、成長的動力，因為沒有最好，只有更好。

感謝，沒有朱社長亞君的邀請，與寶瓶全體同仁的協助，將沒有此書的付梓。

最感恩的，當然屬我的母親，她從小到大給予我不同於一般的家庭教育，有句話說，給人觀念者是上策，給人技術者是中策，給人錢財者是下策，而母親永遠給予我們一輩子最受用的觀念，感謝您！

最後僅以此書紀念外婆，您的愛永遠嵌進我的心裡，揉進我的夢中。

前言

越吃越年輕——回到高中生的新陳代謝

減肥是很多人一輩子長期抗戰的志業，但在本書開始之前，我想告訴大家一個觀念，那就是，「減肥」真的不是一件「單純」的事。為什麼我會說減肥不是一件「單純」的事呢？因為，如果減肥是件單純的事，科學界也就不會有一本專業的期刊就叫做《Obesity》，專門在研究肥胖這件事，而且直至今日，每年還有上百篇的科學研究。

針對減肥這件事，全世界的科學家到目前仍不斷研究，即便導致肥胖的機轉是如此「複雜」，解決的方法卻可以很簡單，出版這本書，就是希望帶給大家「正確」且「簡單」的招式。

換句話說，假使大家能夠熟練書中所傳的方法，將它們練到極致，便能成為幫助你達到減肥成功，不再復胖的「蓋世武功」。有句話說，簡單的事重複做，你就是專家；重複的事用心做，你就是贏家。

身為一名生化研究人員及資深營養師，我能做的，就是提供民眾如何從深奧的研究結果中，得到一套簡單、易懂、易學、易執行，且能受用一輩子的健康管理模式。而「透過飲食重新啟動身體年輕的基因，回到高中時代的新陳代謝」這已經是現代科學研究與證明的重點，就讓我們一起恢復年輕與健康的新陳代謝，讓我們自然變年輕、變健康。

身體健康，自然窈窕

那麼，到底要怎樣才能讓自己變瘦？從生理的角度來說，如果你的身體是健康的、新陳代謝是好的，瘦其實是一個必然的結果。那麼，我們的重點就該放在怎麼樣讓你的新陳代謝變好，自然的讓你瘦下來，而不是用極端的方式讓自己變瘦。我想告訴各位的是，瘦不一定是健康，用藥、毒品、抽菸都能夠讓你變瘦，但事實上，只要會損及健康的方式絕對不是王道。臨床上，我們不斷看到用錯方法的例子，損及健康治標不治本之後，進入所謂肥胖的惡性循環，越減越肥。從上面的例子就能清楚的知道，瘦，不一定健康，但健康，就一定會瘦，這個觀念請大家一定要有。

我經常去科學園區或大學演講，每一次我都會問大家：「覺得自己健康的人舉手。」但舉手的永遠只是那寥寥幾個人，甚至沒有人，但我相信很多人心裡一定是這麼想的：「問這什麼問題啊，我當然健康啊！」

是啊，大家可能都覺得自己很健康，為什麼？如果繼續追問，就會發現，答案不外是，「我的健康檢查數值都很正常啊！」「我沒有生病啊！」但真相是，沒生病、健康檢查的數值正常，從生化營養的角度來說，都不能代表你是真正的健康。沒生病，和你的身體是不是保持在最佳的營養狀況，有很大的差異。

自下頁的圖可清楚了解，從真正的健康到產生疾病，中間是有一段時間的，所以以有沒有生病來認定健

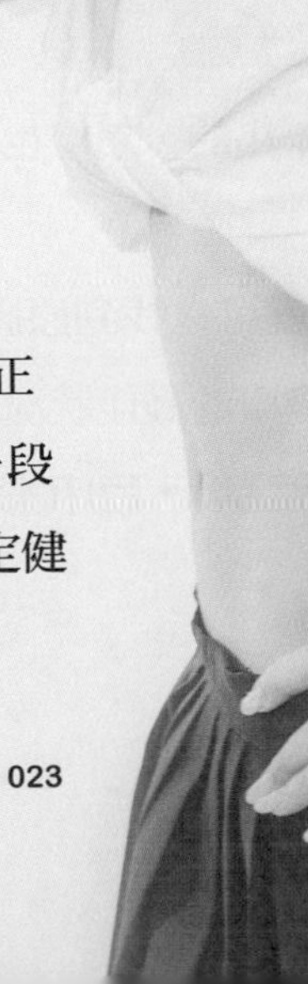

康，並不是一個積極的標準。

各位可能也耳聞過一些周圍的人曾經出現過這樣的狀況，他可能看遍各科的醫師，做完所有的正規檢查後，沒有一項是紅字。醫師這時往往會說：「你沒有病啊！」但你卻經常睡不著、這裡痛、那裡痠、

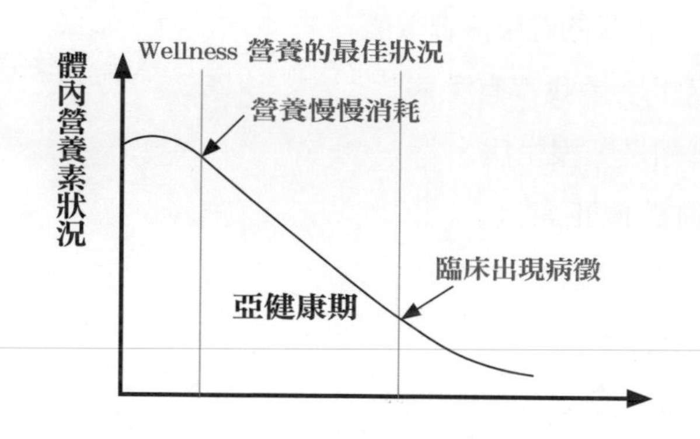

心悸、失眠、疲憊不堪的，怎麼也沒有辦法相信自己是沒有病的。

從這張圖，我們就可以找到原因。當你身體裡的營養素非常充足的時候，我們處於健康的最佳狀況，隨著你身體裡的營養素不斷的消耗，消耗到一定程度之後，臨床才會出現病徵，例如，生化血液開始

異常（出現紅字）。所以，現代人如果還用有沒有病徵來作為管理健康的標準，是不夠積極的。現在我們預防醫學領域稱這段時期為「亞健康期」，亦即並非真正的健康。

本書的主旨並不是在想辦法讓大家瘦，而是透過讓身體更年輕、更健康的方式，使新陳代謝更快，「瘦」就是必然的結果，但絕對不是唯一的好處。相信在看完這本書，並確實開始執行後，你一定也會有同樣的感受：原來用對方法，瘦、美、年輕，一點也不難。

我希望所有購買這本書的人，不僅只是看，一定要做。確實的執行，才是邁向成功減肥、找回健康和青春的不二法門。知道與得到之間，需要的就是「做到」囉，讓我們一起用「保健」來替代「健保」吧。

目錄

PART 1肥胖的真相：從沒有人告訴過你的正確觀念

PART 2永不復胖的瘦法

擁有健康體組成，回到高中生的新陳代謝

PART 3「4321黃金餐盤飲食原則」

吃不停，吃出健康好身材！

PART 4 照著吃，你也可以瘦

外食族兩個月變身飲食祕技大公開

PART I

肥胖的真相：
從沒有人告訴過你的
正確觀念

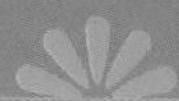

請大家試著回想一下自己高中時的健康狀態，從不會因為一、兩餐的大餐就會發胖而煩惱吧？曾幾何時，有恃無恐的瀟灑已經不再了呢？如果能夠回到高中時的新陳代謝，保持美麗、窈窕是不是變得天經地義了呢？所以，健康、加速新陳代謝，才是終結肥胖的最佳方法！跟著我一起回到最青春的高中時代吧！

為什麼我們一定要透過變年輕、新陳代謝變好，來達到自然減肥的方式呢？

大家只要想像一下，20歲纖瘦的體態和60歲乾柴般的體態，同樣是瘦，哪一種是我們會想要的呢？

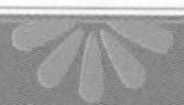

肥胖不只是體態的問題

2005-2006年世界衛生組織WHO的一個觀察員，為了寫一份全球的健康報告，因為沒有字可以用，所以創了兩個新的字：Globesity及Diabesity，也就是全球性的肥胖和糖尿病的肥胖。

胖真的不只是外在的問題，肥胖的人除了可能攝取過多的醣類、脂肪、蛋白質之外，還可能缺少均衡豐富的維生素和礦物質，而健康窈窕的人絕不是吃得少而已，而是營養均衡。

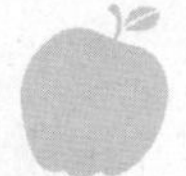

新陳代謝才是關鍵

以臨床疾病的有無與檢測標準，來判斷自己是否健康，已是預防醫學裡最落後、消極的觀念，從營養的角度，積極倡導的是，唯有保持身體最佳的狀態，才能遠離疾病，因為疾病的產生源自不夠健康，而藥物絕對不是恢復健康的手段，藥是最後不得不的選擇，藥物能幫助你對抗疾病，但服用藥物並不能讓身體健康，使用藥物的同時，更伴隨著藥物的副作用，目前很多慢性病用藥並不能治癒疾病，能讓疾病受到良好控制，已是不錯的結果。

事實上，在等待你的體檢報告亮紅字之前，**擁有絕佳、沒有副作用、可逆轉身體反應的好方法，那就是管理你的新陳代謝！**想保持健康美麗，我們需要有更積極的標準與方法！

現代人新陳代謝的異常，源自於長時間的飲食營養不均衡。隨著年齡的增加，新陳代謝本會隨之減緩（大概在你高中時期新陳代謝是最快的，其後沒有特別地管理，新陳代謝逐年減緩），而新陳代謝減緩第一個表現出來的就是肥胖，這也是為什麼目前科學的研究指出，肥胖對於任何疾病的治療都具有更負面的影響，因為會肥胖代表的就是你不夠健康，不夠健康的身體，對任何疾病的療癒當然都是負向的！簡而言之，當你能保有越年輕時的新陳代謝，也意味著擁有越健康的身體！

可是，什麼是高中時的新陳代謝呢？它又代表著什麼意思呢？

所謂「高中時的新陳代謝」是指「體內合成能力>分解能力、修復能力>破壞能力」，它不只意味著年輕，同時也代表你身體裡的基礎代謝率高。而「高基礎代謝率」又意味著：人體在非活動的狀態下，維持生命所需消耗的最低熱量，讓基礎代謝率變高，就連睡覺都會瘦！大家要跟上這樣的觀念哦！希望大家隨著本書積極改變。

擁有更快的基礎代謝率

看到這裡，你一定會想問：「我們有辦法讓基礎代謝率提高嗎？」我的答案是肯定的，**我們絕對有辦法提升我們的基礎代謝率，而且方法很簡**

單，只要1.「增肌」，提高我們身體的肌肉佔比；2.「減脂」，減少我們身體裡的體脂肪，就是雙管齊下，提升基礎代謝率的王道，這是根源於身體的生化代謝反應，因此才是治標又治本的方法。

不論今後我們選擇何種方法管理我們的健康，只要能夠達到減脂、增肌，就能擁有更快的基礎代謝率，這些也都是有益健康的好方法。

你也是代謝症候群一員嗎？

在談代謝症候群之前，大家可能要先了解什麼是代謝症候群。

代謝症候群指的是一種疾病前症狀，也就是身體已開始有功能性的變化，各種代謝層面的危險因子聚集，罹患心、腦血管疾病、腎臟病等之疾病比沒有落入代謝症候群者高，代謝症候群的死亡率是非代謝症候群的五倍。

不論你是做過體檢，忘了檢查結果的數值，或者，還沒有做過體檢，手邊沒有任何數值依據，都請先把下面幾項的數值記下來，等做了相關的檢查，再拿出來對照，就能判斷自己是否落入新陳代謝症候群的高危險群了。

代謝症候群之判斷依據

根據2002年美國國家膽固醇教育計畫，成人治療第三版，指出代謝症候群（metabolic syndrome）包含以下五個指標：

1.腰圍：男性＞90公分，女性＞80公分（亞洲人的標準）

2.三酸甘油酯：超過150mg/dl

3.HDL（一般通稱好的膽固醇）：男性≦40mg/dl，女性≦50mg/dl

4.血壓高於130/85mmHg

5.空腹血糖濃度：高於100mg/dl

以上的五項標準數值中，任何一項單一指標超過，往往不是臨床定義疾病的標準，不過，如果超標的數值達到其中三項或三項以上，就已經落入了新陳代謝症候群的範疇了，若再不積極的做健康的管理，慢性病上身絕對不是空話。

胖就是老！？就是病！？

人都會老，身體有些地方是從出生便開始老了。

我們身體裡的某些細胞是沒有辦法被更新的，胖就是老，老就是病，這是已經被證實的了。老化的結果會出現在身體各部位，皮膚老了有斑點，有了皺紋，而身體老化的過程，體脂肪也會不斷的往上攀升，可是，如果我們能夠保持良好的新陳代謝，就能夠抵抗老化，重返年輕，遠離慢性病帶來的威脅。

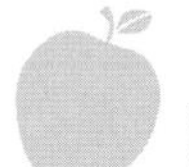

科學研究證明：肥胖和疾病是相關的

目前科學已經證明，沒有任何一科醫師能排除肥胖和疾病的關係，其中和肥胖相關性最強的是高血糖，也就是糖尿病的問題，有五倍的相關性，甚至很多女性經常忽略的生理週期不準，和臨床越來越多育齡期女性罹患多囊性卵巢症候群（PCOS），也與肥胖有很大的關聯，就連癌症與肥胖

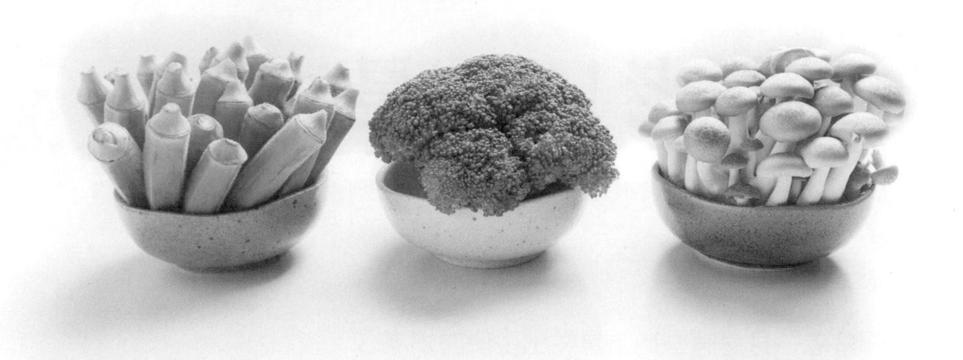

肥胖者罹患各種慢性疾病之機率較一般人為高之相關性：

疾病	
關節炎	1.5倍
高血脂	2.0倍
痛風	2.5倍
膽結石	3.0倍
經期不順	3.0倍
高血壓	3.5倍
糖尿病	5.0倍

也有極高程度的關聯。（可見p39的表）

其實，脂肪堆積在體內並不是一個靜止的系統，它是另一個有如荷爾蒙功能的組織，當越多的脂肪包在越多的器官上，器官的調控會被這些脂肪所分泌出的因子所干擾、所影響，這些器官的功能自然就會失去平衡，大家都有聽過多囊性卵巢囊腫，這就與肥胖有相當大的關聯。

國人罹癌統計結果（民國97年）更顯示肥胖為癌症危險因子，政府委託國家衛生研究院溫啟邦教授初步研究資料顯示，肥胖者（BMI≧27）罹癌危險性相較正常體重者（BMI介於18.5和23）高，其中最高的排名如下：

1.女性子宮內膜癌2.8倍最高。

2.其次為男性大腸癌1.6倍、腎臟癌1.5倍。

3.女性乳癌與女性大腸癌為1.2倍。

因此，近五年來，政府全面推動減重運動，希望大家正視肥胖這個問題，但卻有個隱憂，畢竟如果始終用錯的觀念和方法減肥，最後除了減掉健康，並沒有真正獲得大家想要的變瘦、變美，而是陷入復胖與疾病的惡性循環中。

健康越早管理越好

這裡我一再重複一個觀念，這個觀念不只是你我，而是**全球都該力行的觀念，那就是用「保健」取代「健保」**。

目前台灣人口肥胖的情況，從19歲以上的人口開始統計，男性從過重到肥胖，高達51%，也就是每兩個人就有一個人過重或過胖，女性可能因為比較關注健康的問題，大約每7個人才有一個過重或肥胖，但女性一旦超過60歲，肥胖的比例卻是男性的好幾倍，這是為什麼？

原因很簡單，女性超過60歲以後，因為更年期的影響，缺少了可以保護心血管的荷爾蒙，如果沒有正確的管理健康，那就很容易堆積過多的脂肪，增加罹患心血管與慢性疾病的風險。

大家或許沒有意識到健康管理的重要性，但我們仔細想想，21世紀，一個人的平均壽命會來到（美國疾管局就說2020年人的壽命是115歲）120歲，以台灣平均餘命的統計，女性大約是85歲，男性超過80歲，而且，每過一年，就延長0.34歲，現在，可以自己算算看：

如果你今年30歲，想再活50年來算

50 × 0.34 = 17

也就是說，你還得比你預期的活到80歲，再多活17年，由此可見，為活到一百歲以上做準備，幾乎每個人都需要做規劃和準備，這也就是我們為什麼積極的想告訴大家健康管理的重要，畢竟，大家都期待未來能健康美麗的老去，而不是疾病纏身失去生命的尊嚴。

以前認為，五、六十歲拿很多慢性病的藥物很正常，但請回過頭想想，假設未來的五、六十年都得吃這麼多藥物，又怎麼可能給我們想要的健康品質呢？

老人化的社會結構已經到來，我們必須準備好兩件事：

一、財務結構是否健全；

二、身體健康的本錢夠不夠厚。

我有個朋友最近跟我說，他阿嬤高壽九十幾歲過世了，我說：「那很高壽啊！」

他卻嘆了口氣對我說：「高壽有什麼好？她從70歲開始就臥病在床，躺了20年。」

大家很難想像那種情況吧，但**唯有積極的管理與準備，才能健康的老去**。人活著就是要開心，要有生命的尊嚴和品質，如果後半輩子生活無法自理，這絕不是我們所追求的。

我們可以想像一下，如果活到100歲，看起來像80歲，和你只有60歲，卻看起來像80歲，哪一種有生命品質和尊嚴？追求生理年齡小於身分證上年齡的健康管理計畫，才是我們要努力依循的。

但是，要管理健康，得先知道什麼是**「真正健康的標準」**，用對的標準和方法就能事半功倍！

想管理健康，就要先正確了解，什麼是健康的標準

如何設定正確且適合自己的體組成管理目標是成功的第一步：

再次提醒大家：**相同的體重，在體組成中，肌肉比例越高、體脂肪比例越少，我們的基礎代謝率就會越快、越高！且身體越健康、越不容易發胖，這就是回到高中新陳代謝的不二法門！！**

不過，大家還是要特別注意，根據生化代謝的研究，身體要能燃燒脂肪，**一週最快不可能超過0.5-1.0公斤，過快或過慢都不正確，千萬別貪快，快過於此速度的，減掉的一定不是脂肪，而是健康。**

標準一：體脂率

體脂肪率

男性	女性	判定標準
＜10%	＜20%	過低
10-20%	20-30%	標準
20-25%	30-35%	偏高
≧25%	≧35%	過高

想管理健康，首先必須先設定目標，但是，肥胖的標準百百種，什麼是真的標準？我們該如何使用這些標準來管理我們的健康？這些標準又有什麼意義呢？

一般的說法會請大家以體脂率作為管理健康的第一優先，得知體脂肪率以後，再搭配理想體重以及BMI的計算結果。

舉例來說，女性標準體脂率在20%-30%之間，當體脂率在20%時，你一定擁有魔鬼般的身材，也就是說，很多女性理想體重和BMI標準都在健康範圍內，但身形卻不是十分滿意，這就是因為體脂率還是偏高的原因。

標準二：BMI，身體質量指數

身體質量指數（BMI）（kg/m^2）	
體重過輕	BMI＜18.5
正常範圍	18.5≦BMI＜24
異常範圍	過重24≦BMI＜27 輕度肥胖27≦BMI＜30 中度肥胖30≦BMI＜35 重度肥胖BMI≧35

身體質量指數是什麼？

我們先一起來看看它的算法，它是以體重的公斤數除上身高，換算成公尺後的平方，得到的數值。

臨床上，很多人的BMI還在正常範圍，但已經比三年前胖了五公斤，也就是說，BMI在管理健康上，不是個敏銳、積極的管理標準。BMI如果異常，以一般人來說，是一定要管理的，但**BMI正常是**

不是就不需要管理健康呢？臨床上其實不然！

舉例來說，因為BMI是總體重（看不出重量的來源比例究竟是水、骨骼、肌肉，還是脂肪）／身高的平方（單位是公尺），無法從總重看出結構，但是其中我們最關注的是脂肪量，我們來看看林書豪的例子：

林書豪身高191公分，體重91公斤，如果以BMI的計算公式來算，得到的結果如下：

$$\text{BMI}\ \frac{91}{1.91^2} = 24.9$$

用BMI來計算，連林書豪都超標，難道，林書豪也算肥胖嗎？豈不太好笑了？

但我們知道，林書豪是重，但絕不是肥胖。他重的是肌肉，不是油，擁有很高的基礎代謝率對健康有很正面的效益。

有很多運動員因為接受訓練，肌肉極為發達，雖然理想體重和BMI略有超過，但體脂率在標準範圍內甚至更低，是不需要減肥的，**只有存在過多**

脂肪才是需要管理的。

標準三：理想體重

如何計算自己的健康體重範圍？

經由下面這個公式，可以算出我們的理想體重，而**理想體重的正負10%，就是我們健康的體重範圍，也是醫學上認為不會危害健康的標準。**

男性：【（身高（公分）－80）×0.7=理想體重（公斤）】
女性：【（身高（公分）－70）×0.6=理想體重（公斤）】

體重超過理想體重之10%-20%　▶**體重過重**
體重超過理想體重之20%以上　▶**肥胖**
體重低於理想體重10%-20%　▶**體重過輕**
體重低於理想體重20%以上　▶**消瘦**

例如，理想體重50公斤的女性，她的健康體重範圍為45公斤-55公斤。

但45公斤和55公斤，我們會選擇哪一端？相信大多數人是選45公斤。計算出健康體重範圍後，如果目前我們的體重是遠遠超過這範圍上限，那第一個目標一定是以先進到範圍內，先求有，再求好。

Point

當男性體脂率降到10%，女性降到20%時，不管你是想要練六塊肌、八塊肌、馬甲線或是人魚線，只要稍稍適度的訓練，很快就可以練出來了。

但若是體脂率太高，肌肉被一層厚厚脂肪覆蓋，就算練得再勤奮，效果也不佳，身形只會看起來魁梧和笨重。

標準四：標準腰圍

腹部變胖不只是胖，還有可能是健康亮紅燈的徵兆。

國民健康局研究發現，亞洲男性腰圍需要小於90公分（35.4吋），而女性則最好小於80公分（31.5吋），才能遠離代謝症候群的威脅。

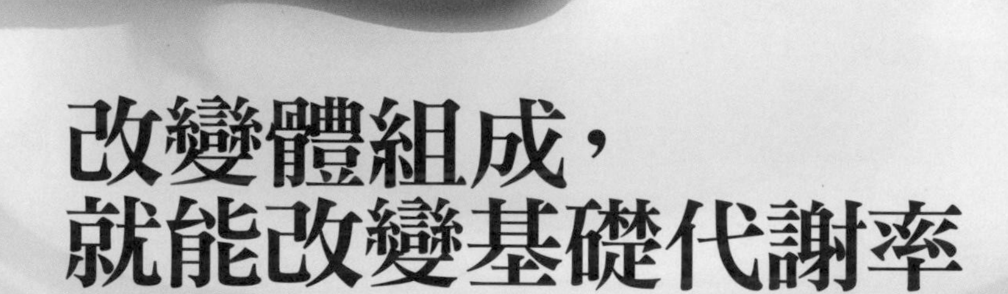

改變體組成，
就能改變基礎代謝率

體組成的變化，在我們的減肥過程中，是最重要的一環。如果只有管理重量的變化，那麼我們很有可能把肌肉越減越少、體脂肪越減越多，雖然總重量可能都有下降，但是這樣的減肥模式，會讓我們越減新陳代謝越慢、基礎代謝率越低，很容易就會復胖，而且越來越難再瘦下來！

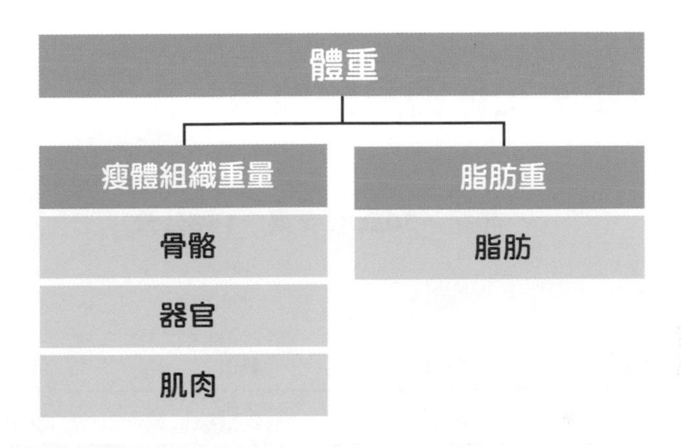

體組成是什麼？從上面這張圖，我們可以知道，體重的70%是水分，之外是由瘦體組織的重量和脂肪重量所組成的，而什麼決定了我們的基礎代謝率呢？在同重的情況下，瘦體組織越重，基礎代謝越快；**脂肪組織越重，基礎代謝率越慢**。

其中，瘦體組織包含骨骼、器官和肌肉三大部分。我們都知道，成年之後瘦體組織中的骨骼與器官都不會再變重，因此唯一可促進基礎代謝率的便只有增加肌肉了。

大家是不是有過這樣的感覺，明明自己的體重和十年前一模一樣，但衣服都已經穿不下，這是為什麼呢？簡單的說，就是體組成有了變化。由此可知，體組成有多重要了吧，它不但會影響外形，還會對健康有很大的影響。

體脂肪決定你的身體曲線

年紀／30歲　身高／158公分

體重（kg）	54.8	54.8	54.8
BMI	**22.0**	**22.0**	**22.0**
體脂肪率（%）	22.6	15.8	31.5
骨骼筋率（%）	30.4	34.5	25.0
基礎代謝（kcal）	1230	1264	1179
	體年齡 30歲	體年齡 25歲	體年齡 35歲

我常會和大家說，你可以把你身上的脂肪想成棉花，肌肉想成鐵塊，那一公斤的棉花和一公斤的鐵塊哪個重？當然是一樣重，是吧？但哪個體積大？當然是棉花。

假使有個女生告訴別人，說她50公斤，當下一定像炸了鍋一般，引起一堆的私語，「她有50嗎？」「哪有，她看起來沒有啊。」或者「她……不只50公斤吧！」……

其實，或許她沒有騙人，它的差別在於，她的身體究竟是塞棉花比較多，還是塞鐵塊比較多。當她的**體組成不同的時候，看起來的體積自然不同**。

同下頁的圖，這兩個人假設都是60公斤，但體組成不同，視覺看起來的身形，自然差異就很大。

雖然都是60公斤的兩個人，體內的脂肪含量卻差了足足有5公斤之多，這樣一來，以脂肪體積，絕對可以讓腰圍有9-15cm的差異。

如果同樣要增加5公斤，那你會選擇增加5公斤的油，還是5公斤的肌肉？

當然是肌肉，因為增加一公斤肌肉約可以增加100大卡熱量的燃燒。**兩人同樣60公斤，體脂率22%的人，一天能夠用掉1800大卡的熱量；另一個體脂率30%的人卻只能夠用掉1500大卡的熱量，這差別在哪裡？就是肌肉的佔比。**

假使這兩個好朋友，每天的作息都一樣，吃的東西也一樣，都是1700大

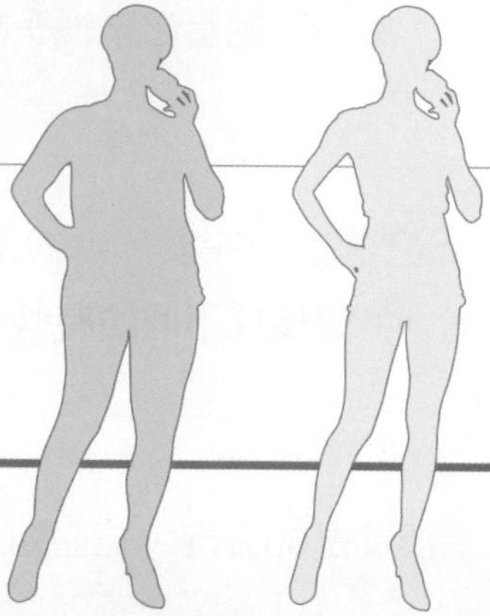

胖

60公斤體重
18公斤的體脂肪
（30%）

需要1500kcal／天

瘦

60公斤體重
13.2公斤的體脂肪
（22%）

需要1800kcal／天

體重×體脂率＝身上的脂肪重量

60×0.3（體脂率為30%時）=18公斤的油←左邊那位身上的脂肪重量。

60×0.22（體脂率為22%時）＝13.2公斤（油）←右邊那位身上的脂肪重量。

卡，但只能消耗1500大卡的人，則會屯積下200大卡的熱量，便一直胖起來；另一個會消耗1800大卡的人，則因為還不夠，怎麼吃怎麼瘦。

減脂增肌，就是提升基礎代謝率的好方法

我喜歡講減肥，不愛說減重，因為我們是要減少體脂肪，而不是減少體重而已，在前文，我們已經知道，**我們的體重必須拆成兩部分看，一個是脂肪重，另一個則是瘦體組織，而新陳代謝的快慢，取決於瘦體組織的佔比越高越好。**

提升肌肉的佔比，就能幫助我們恢復年輕時的新陳代謝，而這是做好健康管理最重要的事。

換句話說，如果我們減去的是肌肉，即使

是體重下降，基礎代謝率反而降，但如果減去的是脂肪，我們身體的基礎代謝就會變快，這才是我們要的不復胖的好方法。

有很多人一開始在做健康管理前，經常會面臨很多掙扎。有人說，「我很愛吃甜食，你要我不要吃，真的是不可能。」

人們以為喜歡吃，是個人的偏好，其實不是！**一個人身體的恆定是由兩個系統所控制的，一是內分泌系統，也就是荷爾蒙系統，另一個則是神經系統**，只要這兩套系統是健康平衡的，你就能像小時候的健康狀態：吃得下、睡得好、記得住、排得出，不需要想方設法。

大家要有一個正確的觀念，不管用任何方式減肥，只要能夠減脂增肌的，都是好的方法，而且，保證一輩子都不會復胖，原因很簡單，因為基礎代謝率升高了。

回想一下，高中的時候，即便是吃下五個漢堡，對體重的影響也很小，那就是因為新陳代謝的關係，當時的新陳代謝是快的，但現在可就不同了，現在吃一餐胖一餐，而且很難再瘦回去。

這也是我一再告訴大家的，**想做好健康管理，讓自己有良好的曲線，就一定要讓體內的新陳代謝變快；要加速新陳代謝，唯一的方法，就是提升肌肉的佔比，降低脂肪的佔比**，這樣一來，你一定就能回到五年前、十年前的新陳代謝了。

除此之外，就是要找回神經與荷爾蒙系統的平衡，達到身體健康，自然窈窕，因為**先變健康、變年輕，自然就能得到變瘦、變美的結果**。

減「脂」比減「重量」重要

如果有一個人跟你說，我瘦了2公斤，你會有什麼反應？

你可能心裡會想：「2公斤有什麼好講的，我一次腸胃炎也就瘦了2公斤。」對啊，一場腸胃炎是很有可能讓你瘦掉2公斤，但，當腸胃炎痊癒以後，一恢復正常的吃喝，2公斤很快就又回到身上。

這是為什麼？

因為，腸胃炎拉掉的並不是油啊，只是拉掉2公斤的水，只要喝足夠的水，體重的數字就回到原點。

但如果真正減掉2公斤的油，結果可是大大的不同。

2公斤的油體積有多少？大家要是有興趣的話，不妨可以準備一個20.5cm×13cm×10cm的盒子，然後去市場買2公斤的瘦肉，和2公斤的豬油來比較一下，結果立見分曉。

同樣都是2公斤，腸胃炎減掉的2公斤只是水分，但如果扎扎實實的減掉2公斤的脂肪，回饋給你的就是健康。

由此可知，**與其斤斤計較體重計上的數字，不如計較減掉身上多少脂肪來得更重要！**

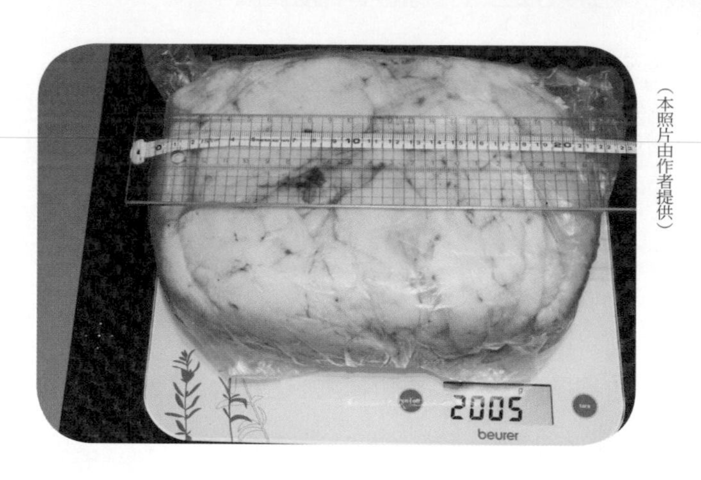

（本照片由作者提供）

想像一下，2公斤的油是這樣一盒，你想減幾盒？

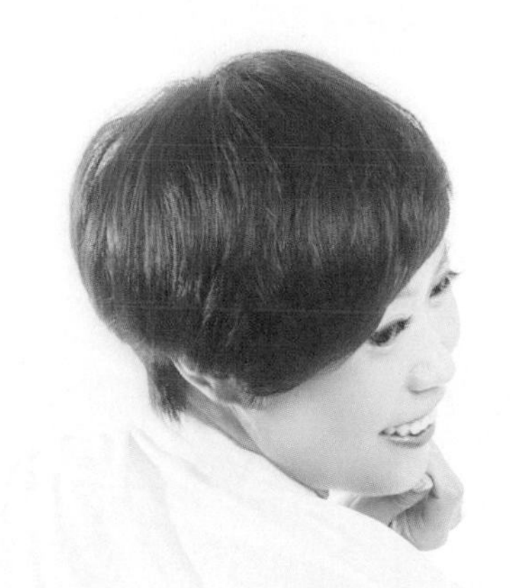

吃對飲食，啟動年輕的基因

為什麼瘦子老了卻變成胖子？

最新科學研究揭露：**錯誤飲食會啟動身體的眾多老化基因造成肥胖**，當然者飲食、環境、壓力等後天因素，也會啟動身體內的老化基因，加速體內的老化，肥胖是其結果之一，這也就是很多人年輕時是瘦子，老化之後就變成了胖子的主要原因，但如果透過正確的飲食管理，重新啟動年輕基因，關閉老化基因，絕對不只是口號而已！

如何打開年輕基因的開關？

透過科學界不斷的研究，從2003年人類基因解碼至今已經10年了，證明人類老化的根源在基因，解決人類的老化問題從本源著手，以保健替代健保，才不會治標不治本。

熬夜開啟老化基因

最近亦有科學研究指出，熬夜會對身體造成眾多傷害，這也是因為熬夜的人，體內許多促老化基因會被啟動，加速老化，造成疾病。

人類約有20000-25000個基因，帶有遺傳的信息，透過基因的表達指導蛋白質合成傳遞訊號，調控所有生理代謝等反應。

人類基因組計畫（Human Genome Project）解密，繪製人類基因圖譜，破解人類遺傳訊息，但並不是所有基因所攜帶的訊息都會被表達出來，造成影響。

因此，我喜歡用「開關」來比喻基因。

好比我們身上有25000個開關，只有被「Turn on」啟動的基因會表達出它的功能，被「Turn off」的就靜默。

舉例來說，紫外線能啟動，即打開黑色素細胞基因的功能，製造出黑色素，只要能把活躍的黑色素基因關掉，或是減弱，那麼就不會再製造黑色素。

結果的改變並不是基因的變異或不同，而是on與off之間強、弱調控的不同所導致的結果，一般民眾只需要了解大致的概念。

至於一個基因究竟如何被啟動、增加功能、關閉、抑制表現，在分子生物學裡是極其複雜的多變因機轉，也是現今科學家所致力研究的。控制一個基因的表達可能就需要數個到數百個控制與調控因子，其複雜可見一斑，上帝造物的奧祕令人驚嘆。

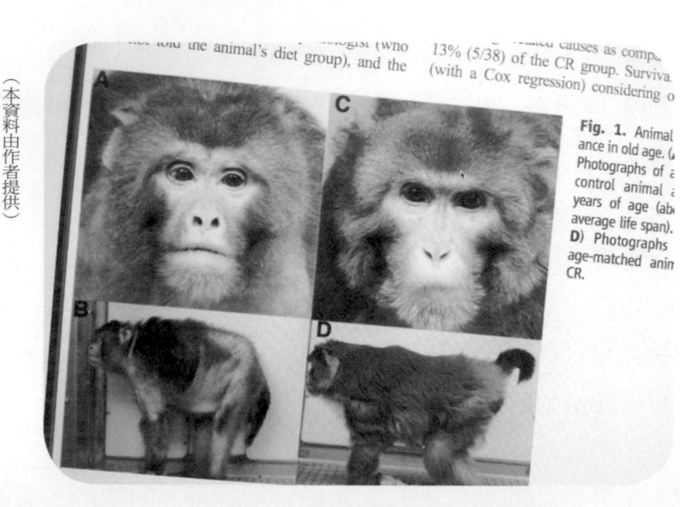

（本資料由作者提供）

這是一篇發表在科學期刊中的翹楚《SCIENCE》的研究，科學家證明，不同的飼養方式，20年後，恆河猴的衰老情況已迴然不同（如圖A,B對照組，C,D熱量限制均衡飲食組）。

～R. Weindruch, SCIENCE, vol. 325, pp201-204（2009）

如果選擇當猴子，你會選擇哪一邊？應該是比較年輕的那隻吧？

這兩群猴子是同一年齡（27～34歲），但造就牠們20年後的不同（恆河猴的平均壽命是27歲），只在飼養過程中的「飲食」這個環節。

左邊那組總是讓牠吃到飽，右邊那組則控制低於左邊那組30%的熱量，外帶均衡的營養素。

經過20年，相當於人類80多歲的年紀，牠們的外表就形成了這麼明顯的差距。當然不是只有外表看到的這麼簡單，左邊那群有一堆衰老的疾病：包括糖尿病、心血管、腦退化、癌症，到底什麼造成了老化的過程如此不同呢？

透過飲食，我們想把自己吃成左邊這樣，還是右邊那樣呢？

但為什麼只有飲食的差別，就有這麼大的影響呢？

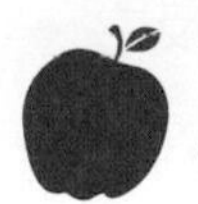

保持年輕或提早老化，決定權在你

科學家去分析了這群猴子，發現，「吃七分飽再加上均衡營養素」就會啟動體內年輕的基因開關，讓人保持年輕。

2003年人類的基因被解碼後發現，有些開關被啟動後，會加速人體的老化。例如臨床上一對同卵雙生的雙胞胎，在相同年紀，老化狀態卻大不同，證明就算是基因種類完全相同的同卵雙胞胎，透過後天的生活飲食型態啟動了不同的基因後，會讓他們呈現出不同的健康、老化或疾病的狀態，因此，從2003年之後，所有的科學都聚焦在如何調控基因的研究上，不論是在預防、治療疾病抑或是日常保健上，都得從老化的本源「基因」著手。

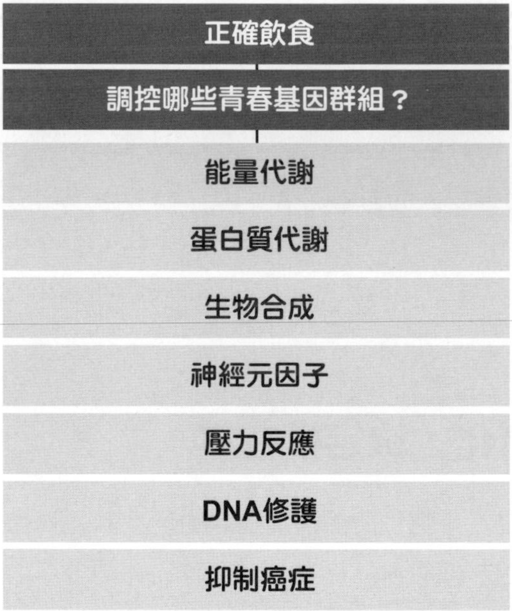

正確飲食
調控哪些青春基因群組？
能量代謝
蛋白質代謝
生物合成
神經元因子
壓力反應
DNA修護
抑制癌症

後來，科學家們找到了一群與人類保持年輕有關的基因，將其命名為「青春基因群組」，包含了像是影響身體鈣質、修護能力、壓力的反應、生物的合成、能量的代謝等相關基因。當飲食正確，就能保持年輕，反之，則加速老化。

透過正確的飲食，重設青春基因群組

更重要的是，這些基因開關是可以被Reset的。

人類老化的祕密，受到多種因素的影響，科學家經過數十年研究，20世紀，已證實身體老化的源頭是基因，人體內確實存在許多所謂老化基因與抗老化基因，有許多的因子（各種荷爾蒙、營養素等）能啟動、關閉或調控這些基因。

21世紀初，最新的科學研究已經證實，飲食營養等環境因子能啟動身體的老化基因，肥胖代表著老化的結果，因此會帶來各種慢性疾病，我們可以瞭解，任何疾病，只要同時存在肥胖這項危險因子，都是更不利於健康、疾病控制的重要原因。

老化最終的結果為何？體內所有小至細胞內之DNA等分子層次，大到外觀上呈現出的表徵皆是。總之，何謂老化？簡單來說，當身體內的反應趨向：合成能力＜分解能力，修復能力＜破壞能力，DNA（基因）失去校正能力，產生突變與異常，便走向生理功能的衰敗與個體的滅亡！

所以透過一個良好、正確、均衡的飲食模式，就能擁有穩定的荷爾蒙、神經系統，身體所需的各種營養素和適當的熱量攝取，達到重啟眾多的抗老基因群，如此才能恢復真正由內到外的健康與年輕。

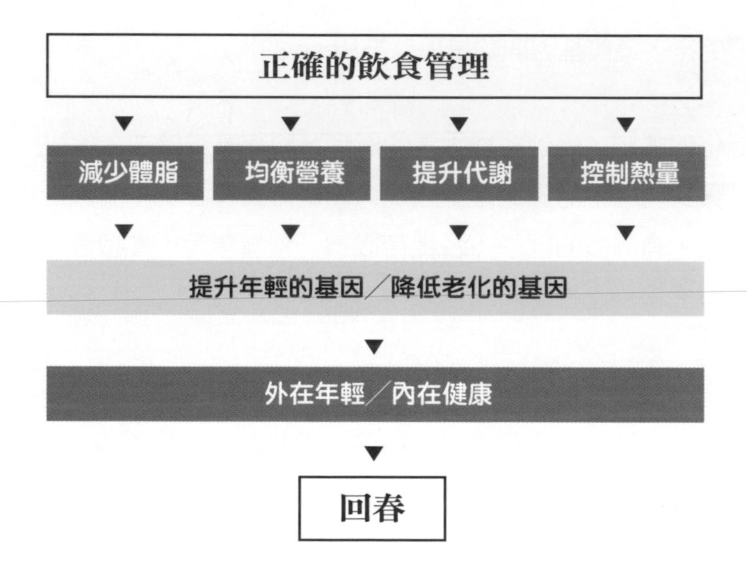

各位聽過早衰症吧，一位看起來已經五、六十歲的人，其實只是個十八歲的年輕女生，為什麼會這樣？

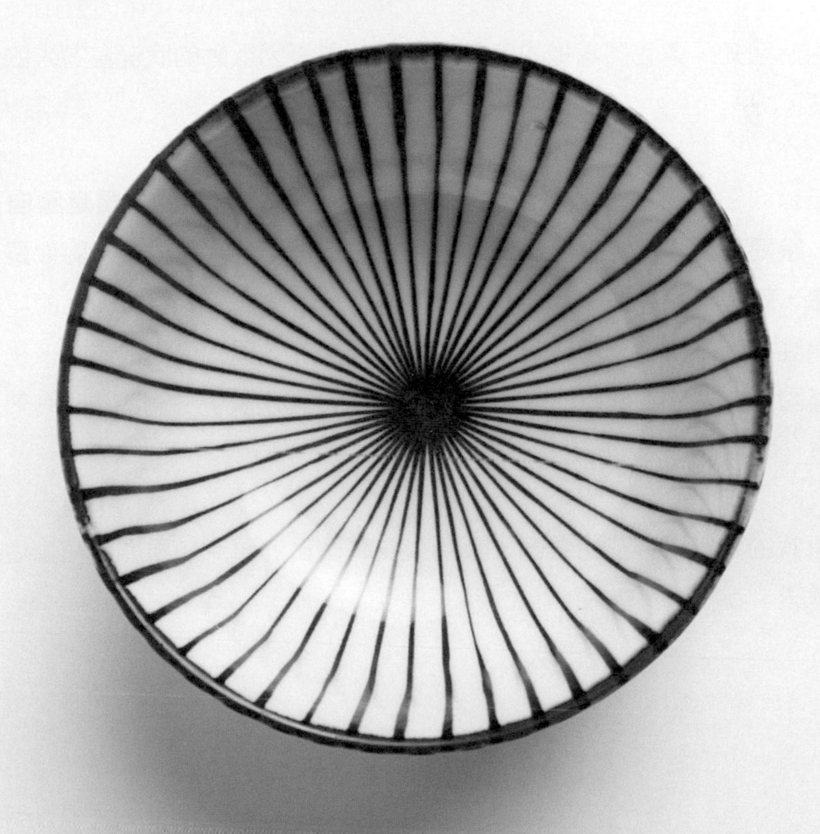

從基因的角度便可以理解，當身體裡的老化開關被大量啟動，甚至基因缺損，便加速了身體老化，可能一年老人家三、五年，這應該不是大家所希望的吧。

由此可知，讓我們老化的不是歲月，而是基因啟動的狀況左右人的老化程度。

所以，不管現在的實際年齡是幾歲，不重要。**健康的事情是跟自己比較，跟同別人學習，只要今天比昨天、前天更年輕、更健康，對你長久的生命，就是有幫助的**。我們在意的是身體年齡，而不是身分證上的年紀。近期許多科學研究已經證明，基因的啟動情況，透過適當的方式，是可以被重設（RESET）的，而良好且正確的飲食就是其中一個簡單又有效的方法。

複雜的科學研究交給專家，我們只要將寶貴的研究結果應用在生活，得到健康、美麗且有尊嚴的生命品質就好啦！

利用工具，做好記錄

如果你身體的肌肉越來越少，新陳代謝會越來越慢，這也就是我們常說的，隨著年紀越來越大，新陳代謝會逐漸的變慢，是同一個道理。

基礎代謝率的快慢取決於肌肉和體脂肪。在同樣體重的情況下，肌肉佔比越高，體脂肪佔比越低者，基礎代謝率就越快。隨著年紀的增加，大約是在25到30歲之後，每過一年，肌肉組織自然就會減少一點，臨床稱為Sarcopenia（指肌肉減少症，它不是一種疾病，而是一般人在25-30歲以後，自然老化的一種肌肉減少的現象），這也就是為什麼我們明明攝取和過去相同的飲食，但我們卻逐年變胖的原因之一，因為身體的基礎代謝率隨著肌肉組織流失變慢。

如果你希望一直到臨終前，都不會視茫茫，行動受限，那現在起，就要更積極的管理健康。

那到底什麼才是正確的健康管理計畫？我們必須同時控制以下兩樣因素：

1.代謝現在身體中過多的脂肪。

2.攝取對的飲食，獲得足夠的營養素，啟動你身體裡的年輕基因開關，也才能合成肌肉。

在大家管理健康之前，第一要務就是要先知道如何獲取體組成的數值，再按照前面所提及的男女標準去管理，才是最正確的步驟。

首先來談如何讓大家的肌肉佔比提高。

當你站上體脂計，如果肌肉佔比旁有正的符號，當然是好；表示你的肌肉佔比高，那只需要將身體裡的脂肪給代謝掉就好；如果肌肉佔比旁是負號，表示你的肌肉佔比相較於同年紀健康人口平均值來得低，那麼要提高新陳代謝的同時，不僅是幫你減脂，還得增肌。

所以，要擁有好的體組成，就要做健康管理。

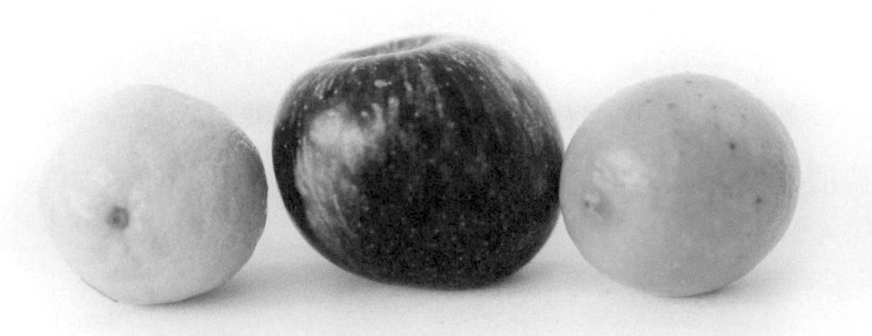
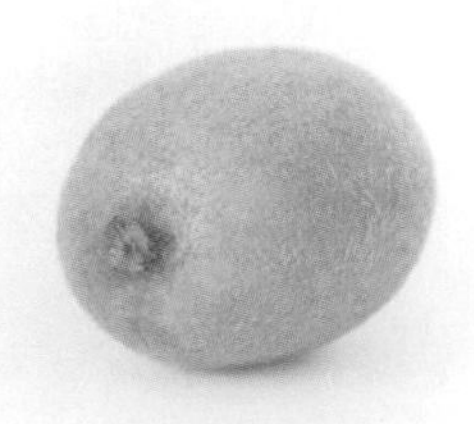

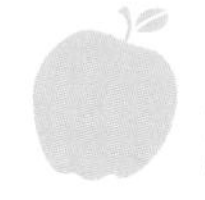

給自己一部專屬的體脂器

測量體脂肪的機器，最好是同時有腳部與手握的接觸點，比較可以瞭解體組成的狀況。雖然這樣的機器，在科學研究上，並不能作為發表研究文獻的數據，但是用為居家自我管理，是很推薦的，因為此類機器，乃是利用微量的生物電流，因為脂肪與肌肉組織的電阻（導電性）不同，來測量身體的體組成，因此量測的時間點與身體狀態皆會影響測量的數值，測量前至少2小時不能吃東西，或大量喝水。

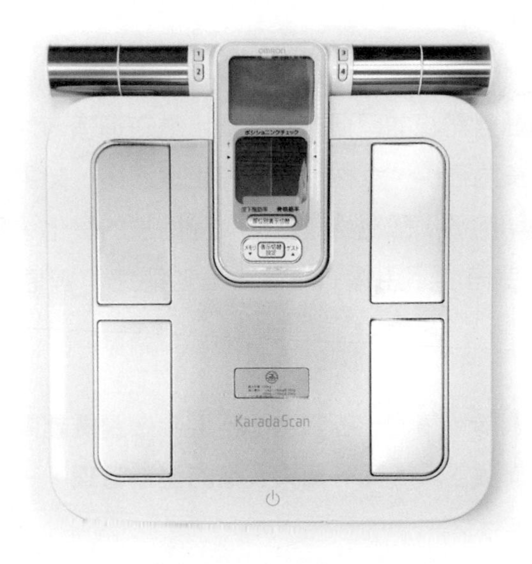

如何使用體脂計？

最佳的建議是：

1.**每週固定一天**（千萬不要天天量，否則還沒瘦，精神就衰弱了）。

2.**建議睡前測量**（依經驗，因為睡前三小時不會吃東西，且每天睡前身體水分變化較穩定，比一早起來要好）。

3.**固定量測並記錄體組成的變化**（固定記錄是很重要的，不管是減肥中，或是追蹤管理）。

養成每週量測並且記錄的習慣非常重要，唯有這樣，才能以每週體組成的變化去調整飲食內容），女性因為還有生理週期，如果固定每週量測，便會發現，生理期前後，因為身體水分、荷爾蒙的變化，數值可能會有較大幅度的變化，這時，不用擔心，等生理週期完，數值就會恢復正常狀態。

另外，這類的機器，量測出的數字，不適合做跨機器間的比較，因為無法比較機器間的真實差異，**同一個人長期的追蹤管理，一定要用同一台機器做量測。**

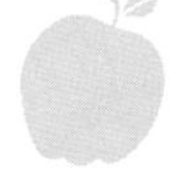

體組成表，為自己做完整的紀錄

要做健康管理，就不能懶惰，更不能隨便。科學化的管理很重要，只要兩個月，成果立見。

有了專屬的體脂計，接下來，就是要學會記錄自己的體組成。記錄，是為了要追蹤自己的變化，也有提醒的功用。更重要的是，根據體組成的變化，懂得如何調整飲食。

下面我會提供一個空白的表格，讓大家可以影印使用外，我也會放上記錄的範例，和簡單的說明，讓大家能夠充分的利用這個表格，管理自己的健康。

舉個例子來看，每次設定兩個月、八週的管理計畫，我們可知，依據正常生化代謝的極限，八週應可減掉4-8公斤的脂肪，但大家可不要小看這4-8公斤，當我們減掉4-8公斤的油，體積是相當大的，所以，很多的臨床案例都在８週後，腰圍均可以小上9到20公分不等，這是因為運用正確的方法，的的確確地扎實減去了體脂肪，而非水分或肌肉。

設定一個曼妙身材的健康終極目標

【例】Amy

女性，體重是65公斤，身高165公分，目前體脂率為32%。

目標體脂率20%，目標體重51公斤。

1. 理想體重（165-70）×0.6＝57公斤，
   理想體重範圍：51.3公斤－63公斤

2. BMI＝18.5
   18.5＝健康體重（公斤）／ 1.65^2
   50.4公斤－65.34公斤（正負百分之十，都在健康體重的範圍內）
   24＝體重（公斤）／ 1.65^2

3. 目前體脂肪重65×32%＝20.8公斤
   目標脂肪重51×20%＝10.2公斤
   且減去的總體重不得超過14公斤
   （因為正確的健康管理方法減去的重量中，脂肪至少需佔70～80%。）

★ Amy的最終目標是要減脂10公斤。
（但是依據生理生化代謝極限，一週最多減脂0.5～1.0公斤，因此，兩個月最多可減掉8公斤。）

10公斤的脂肪
3～4個月內
必可消滅之。

根據經驗值，
採用正確的方法

健康體組成&曲線紀錄表

姓名：＿＿＿＿＿＿ 年齡：＿＿＿＿ 性別：＿＿＿＿ 身高：＿＿＿＿ 始日：＿＿＿＿

項目／日期							
1.腰（肚臍點）/cm							
2.腹圍（肚臍下5cm）/cm							
3.臀圍（肚臍下__cm）/cm							
4.右上臂圍（上手臂/2）__cm							
5.右大腿圍（肚臍下__cm）/cm							
6.右小腿圍（膝蓋下__cm）/cm							
7.體重/kg							
8.體脂肪率（%）							
9.體年齡（歲）							
10.身體質量指數（BMI）							
11.基礎代謝率/Kcal							
體脂肪重（體重×體脂計）							
基礎代謝率／體重							
12.內臟脂肪指數							
13.全身肌肉比率（%）							
14.全身皮下脂肪比率（%）							
15.軀幹肌肉比率（%）							
16.軀幹皮下脂肪比率（%）							
17.雙腿肌肉比率（%）							
18.雙腿皮下脂肪比率（%）							
19.雙手肌肉比率（%）							
20.雙手皮下脂肪比率（%）							
21.血壓、血糖							

正確的管理體組成成果：體脂肪、內臟脂肪降低，肌肉比例升高

姓名：成功　年齡：35　性別：男　身高：183　始日：6/23

項目／日期	6/23	7/8	7/22	8/1	8/15	8/30	9/13
1.腰（肚臍點）/cm	93	92	89.3	89.0	85	82	79
2.腹圍（肚臍下5cm）/cm	93	89	90.5	87	83.5	82	81
3.臀圍（肚臍下__cm）/cm	105	105	104.8	98	98.5	97	96.5
4.右上臂圍（上手臂/2）__cm	33.3	33.5	32.5				
5.右大腿圍（肚臍下__cm）/cm	46	46					
6.右小腿圍（膝蓋下__cm）/cm	42	40					
7.體重/kg	86.8	83.1	83.2	81.7	79.3	77	76.7
8.體脂肪率（%）	23.4	22.8	21.1	19.3	18	17	16
9.體年齡（歲）	44	42	40	39	36	35	34
10.身體質量指數（BMI）	25.9	24.8	24.8	24.4	23.7	23	22.9
11.基礎代謝率/Kcal	1867	1842	1849	1829	1796	1770	1758
體脂肪重（kg）	20.3	18.9	17.6	15.8	14.2	13.09	12.3
12.內臟脂肪指數	10	9	9	8	8	8	7
13.全身肌肉比率（%）	34.4	34.6	35	35.2	35.9	36	36.2
14.全身皮下脂肪比率（%）	15.3	14.8	14.4	14.1	12.9	12.5	12.1
15.軀幹肌肉比率（%）	27.5	27.8	28.3	28.5	29.6	29.8	30.1
16.軀幹皮下脂肪比率（%）	13.8	13.3	12.9	12.7	11.51	11.10	10.7
17.雙腿肌肉比率（%）	51.6	51.8	52.2	52.4	53.1	53.2	53.4
18.雙腿皮下脂肪比率（%）	19.6	19.1	18.2	17.9	16.3	16	15.6
19.雙手肌肉比率（%）	38.1	38.2	38.3	38.6	39.3	39.5	39.8
20.雙手皮下脂肪比率（%）	19.8	19.4	18.5	18.3	16.9	16.5	16.2
21.血壓、血糖							

【說明】

腹部肥胖：

男性腰圍≧90公分（35.4吋），女性腰圍≧80公分（31.5吋）

體脂肪率（見右下表）：

BMI身體質量指數（體重kg/身高2m²），正常範圍：18.5≦BMI＜24

過瘦：BMI＜18.5，體重過重：24≦BMI＜27，

輕度肥胖27≦BMI＜30，中度肥胖30≦BMI＜35，重度肥胖：BMI＞35

內臟脂肪：

高血壓、糖尿病、高血脂等慢性疾病風險指標，

標準：0.5－10，偏高：10－14.5，過高：15以上

血壓：

舒張壓80mmHg，

收縮壓120mmHg

體脂肪率

男性	女性	判定標準
＜10%	＜20%	過低
10-20%	20-30%	標準
20-25%	30-35%	偏高
≧25%	≧35%	過高

上面就是所謂減脂增肌，越減，新陳代謝越快的最佳範例了。

☆ 如何計算新陳代謝率？

以6/23的數值來計算新陳代謝率

$$\frac{\text{基礎代謝率}}{\text{體重}} = \frac{1867}{86.8} = 21.5$$

（代表每公斤體重會消耗掉21.5kcal）

以9/13的數值來計算新陳代謝率

$$\frac{\text{基礎代謝率}}{\text{體重}} = \frac{1758}{76.7} = 23$$

（代表每公斤體重會消耗掉23kcal）

這兩個數值代表什麼意義呢？只要最終此數值＞24以上，就擁有不易胖的新陳代謝了。

它代表管理後，連睡覺時所消耗的熱量都比管理前多了，也就是我說的，不運動時連睡覺都會瘦的健康管理。

Point

☆ 內臟脂肪是什麼？

當你量測了身體的總體脂率以後，你知道內臟脂肪代表的是什麼嗎？雖然我們一般家庭使用的體脂計並無法真的精確量測出內臟脂肪，但是對居家自我管理來說，監控、追蹤這個數值卻是十分重要的。

首先，我們必須了解到，脂肪的堆積大部分是在皮下（稱為皮下脂肪），因為高壓力（造成荷爾蒙釋放）、遺傳等因素，容易讓脂肪堆積在腹腔包裹臟器，但脂肪組織並不是靜止，只是存能量的系統，脂肪組織形同身體另一內分泌的器官。

過多的脂肪細胞會分泌出許多重要的蛋白因子、細胞激素、類荷爾蒙，能調控或干擾身體其他組織或器官的功能，例如肝臟、胰臟、卵巢等。

因此，我們可以知道，內臟脂肪的增加和各種慢性疾病有絕對的相關性。可是，內臟脂肪的指數到底是多少才正常呢？

根據臨床經驗，當你的內臟脂肪指數在8-9.0以上時，最好就到專科醫師做腹部超音波，因為擁有這樣指數的朋友，大部分就有脂肪肝的現象（我個人的內臟脂肪是1）。

所以，我建議不分男女，如果你想一輩子保持健康，那麼，你就必須在有生之年，將內臟脂肪指數控制在5以下，這樣較能保持健康、遠離疾病。

☆ 什麼是體年齡？

記錄表中的體年齡是表示目前以你的身高、體重、性別、體組成是相當於幾歲的人，當然不能代表全面身體的健康狀態，因為過瘦、營養不佳的人，只是因為體脂率很低，也有可能得到很年輕的體年齡，但這個數字可以方便大家記憶和作為觀察管理前後變化的簡單比較。

做好飲食紀錄，吃對吃錯一目了然

在做健康管理的時候，做好飲食紀錄是很重要的。

將自己每天的飲食記錄下來，對照每週的體組成紀錄，看出飲食習慣、用餐環境，才能請教專家找出飲食上的問題，並找到改善、調整的方法。

這裡，我會建議大家，為了要確實的做到健康管理，以及飲食的控制與調整，大家可以用拍照的方式（現代人的手機幾乎都有拍照的功能，可以善用），將每一餐的食物拍照下來，再利用我下面提供給大家的表格做紀錄，這樣一來，相信你就能很快找出自己在飲食上的問題，並做最正確，也最適合自己的調整。

依據「4321黃金餐盤的飲食原則」調整飲食內容

「4」是指把一餐總分量（水果除外）分成四等份。

「3」是指其中有三等份來自植物性食品。

「2」是指其中必須要有兩等份的深色蔬菜。

「1」是指最後的一等份是奶、蛋、魚、肉、黃豆、黑豆、毛豆類製品，一餐最好動植物性來源都有。

當然，不要忘了三餐都要有一份水果，一天要有三種不同的水果才行喔。

☆「4321黃金餐盤的飲食原則」每日飲食紀錄表

		早餐				午餐				晚餐			
星期	日期	營養品	水果	4321飲食		營養品	水果	4321飲食		營養品	水果	4321飲食	
日（例）				全穀根莖類	深色蔬菜1		奇異果	白飯	雞肉豆腐		橘子	五穀飯	豆腐魚
				奶蛋魚肉豆類	深色蔬菜2			海帶	空心菜			花椰菜	絲瓜
一			芭樂	地瓜	豆漿		蘋果	南瓜	牛排				
				花椰菜	青椒			花椰菜	小黃瓜				
二													
三													
四													
五													
六													

一整天所有吃進的東西全都要記，並懂得食物分類，同類的記在同一格。

PART 2

永不復胖的瘦法：

擁有健康體組成，回到高中生的新陳代謝

減肥不能吃大餐？減肥不能去吃喜酒？減肥就不能吃速食？……相信絕大多數人的答案一定是一樣的：不能！

真的不能嗎？一定要禁到讓人覺得生活乏味，度日如年嗎？

我一直強調，想要減肥並不是一定要過著像苦行僧般的生活，但要開始改變。你已經知道，過去用什麼方法，得到什麼結果，所以想變健康、變年輕、變瘦、變美，就要改變，而且用對方法。

不要小看每天每天的改變，只要累積下來，成績會很可觀，而這也才是真正讓你健康的減肥方式。真正健康了才不易復胖。

很多人以為，減肥就等於虐待自己，你可能願意用很短的時間，用很極端的方式來虐待自己，以求達到你想要的目的。這樣的人心裡想的一定是：我這麼辛苦，犧牲了這麼多，應該可以達到減肥的目的吧。

真的有人用各種近乎虐待的方式，例如節食、禁食、催吐等方法，讓自己瘦下來，可是，結果呢？面黃肌瘦，一點血色也沒有，或者失眠、精神不濟、落髮、百病叢生，我真的很想問：值得嗎？

不管你相不相信，我都必須告訴你，減肥不用受苦，不用自虐，只要你願意改變，我們會提供正確的方式。這種方式，不只是讓你得到順利且輕鬆減去脂肪的結果，還能同時得到健康、年輕、窈窕，請問為什麼不試試看呢？

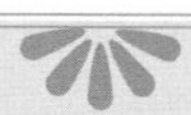

擁有健康體組成，就能讓你瘦不停！

我們前面一直在說一個觀念，就是**體組成比體重的數字更重要**。

一般想要減肥的人，只要減掉了 1 公斤，就開心得不得了，可是，我們真正該在意的應該是，這 1 公斤裡，到底有多少是油？我們寧願重量掉慢一點，100%能減在油的部分，這才是對提升代謝最好的減肥結果。

因為減掉脂肪，基礎代謝率才會提升，增加肌肉，基礎代謝率會變得更快，這才能得到不復胖，越減新陳代謝越快，瘦得越快的原因。

接下來，我們來看看一些實際的例子。

範例1・Jason

男性，30歲，身高181.5公分，三個月後。

項目	Before	After	說明
體重	85.2kg	78	減去體重7.2kg，之後去中國大陸工作一年後，光靠「4321黃金餐盤飲食原則」，目前體重是75kg。
體脂率	22%	16%	減去的重量中，有87%都是脂肪，又一年後體脂率是14.5%。
體脂肪重Kg	18.74	12.48	減去脂肪6.26kg（超過3大盒的油），一年後體脂持續下降，共少了7.9kg。
體年齡	42yrs	34yrs	體年齡，三個月年輕8歲，經過一年，年輕10歲。
內臟脂肪	10	7	內臟脂肪從超標，到標準，一年後更好是6。
肌肉佔比	34%	36.2%	肌肉佔比在減肥過程中提高。
腰圍（cm）	93	79	腰圍小了14cm，相當5.5吋（因為確實減去膨鬆、體積大的脂肪）。
腹圍	93	81	
臀圍	105	96.5	
基礎代謝率／體重	1879／85.2＝22	1833／78＝23.5	每公斤體重的基礎代謝率變快了。

範例2．Peggy

女性，40歲，身高160公分，三個月後。			
項目	**Before**	**After**	**說明**
體重	60kg	54.5	減去體重5.5kg。
體脂率	31.2%	26.5%	減去重量中，有84%都是脂肪。
體脂肪重Kg	18.74	14.4	減去脂肪4.6kg（兩大盒）。
體年齡	47yrs	41yrs	體年齡，三個月年輕6歲。
內臟脂肪	5	3	
肌肉佔比	25%	27.1%	肌肉佔比在減肥過程中提高。
腰圍（cm）	84.5	73	腰圍小了11.5cm，相當4.5吋（因為確實減去膨鬆、體積大的脂肪）。
腹圍	89	82	
臀圍	100	92.5	
上臂圍	29.5	26	連手臂都可以小3.5cm。
基礎代謝率／體重	1247／60＝20.8	1206／54.5＝22.1	每公斤體重的基礎代謝率變快了。

範例3．Andy

男性，38歲，身高170公分，三個月後。			
項目	Before	After	說明
體重	80kg	72	減去體重8kg。
體脂率	27.5%	21%	減去重量中，有86%都是脂肪，雖然體脂率尚未進到男性標準20%，仍需持續努力。
體脂肪重Kg	22	15.12	減去脂肪6.88kg（超過3.5大盒的油）。
體年齡	55yrs	44yrs	體年齡，三個月年輕11歲。
內臟脂肪	16	11	內臟脂肪減少很多，但尚未達到標準。
肌肉佔比	30%	32.5%	肌肉佔比在減肥過程中提高。
腰圍（cm）	93	83	腰圍小了10cm，相當4吋（因為確實減去膨鬆、體積大的脂肪）。
腹圍	97	90	
臀圍	105	96	
基礎代謝率／體重	1747／80.4＝22	1648／72＝22.9	每公斤體重的基礎代謝率變快了。

範例4・J.J

女性，38歲，身高170公分，三個月後。

項目	Before	After	說明
體重	59.1kg	55	減去體重4.1Kg。
體脂率	32.9%	29.5%	減去重量中，有78%都是脂肪。
體脂肪重Kg	19.44	16.23	減去脂肪3.2Kg（約1.5大盒的油）。
體年齡	67yrs	62yrs	體年齡，2個月年輕5歲。
內臟脂肪	8	6	從年輕時總膽固醇就300mg/dl多，雖然一直吃藥控制，但只能到達220，之後回醫院發現降到160。
肌肉佔比	24.2%	25.5%	肌肉佔比在減肥過程中提高。
腰圍（cm）	90	81	腰圍小了9cm，相當3.5吋（因為確實減去膨鬆、體積大的脂肪）。
腹圍	97	92.5	
臀圍	95.5	90.2	
上臂圍	26	25.5	
大腿圍	53.5	50	
基礎代謝率／體重	1879／85.2＝22	1833／78＝23.5	每公斤體重的基礎代謝率變快了。

另外，我們再看Amy的例子：

Amy大約減了11.4公斤，其中，油脂就減了8.5公斤，也就是說，有八成以上是減油。腰圍減了12公分（約5吋左右），腹圍也與之前差了12公分，臀圍有8公分的差距，大腿圍的差距最明顯，從60公分到現在47公分，一隻腿的腿圍就差了14公分，就連女生最在意的手臂，她也從原本的29公分，瘦到只剩23公分；另一個女生會在意的小腿，也小了2.5公分。

看到這樣的成績，大家一定很羨慕是嗎？**這不是別人的結果，用對方法，它也可以成為你的未來呢。**

不只減掉脂肪重，還要增加肌肉

以Amy的例子來看，她總共減了11.4公斤，其中就有8.5公斤是油，這樣的比例雖然還不是最理想的，最理想的結果最好是100%減在油，甚至減油的比率能超過100%，就是能減掉超過重量100%的油（例如，體重下降1公斤，但脂肪減掉2公斤，肌肉增加1公斤）。

目前，Amy有八成是減在油上面。新陳代謝的速度自然會越來越快，但是如果減 1 公斤的重量，其中卻只有300克是油，那麼，你減掉的700克是肌肉，基礎代謝反而變慢，對健康更是一點益處也沒有。

這就是我為什麼一直和大家強調，不要過度在意減「重」，因為到最後只會越減新陳代謝越慢，越容易復胖。**一旦復胖，增加的絕對是體脂而不是肌肉，最後的結果就是造成基礎代謝更慢**，也就是我常說的，用錯誤的方式管理健康，只會越減越難減的原因。

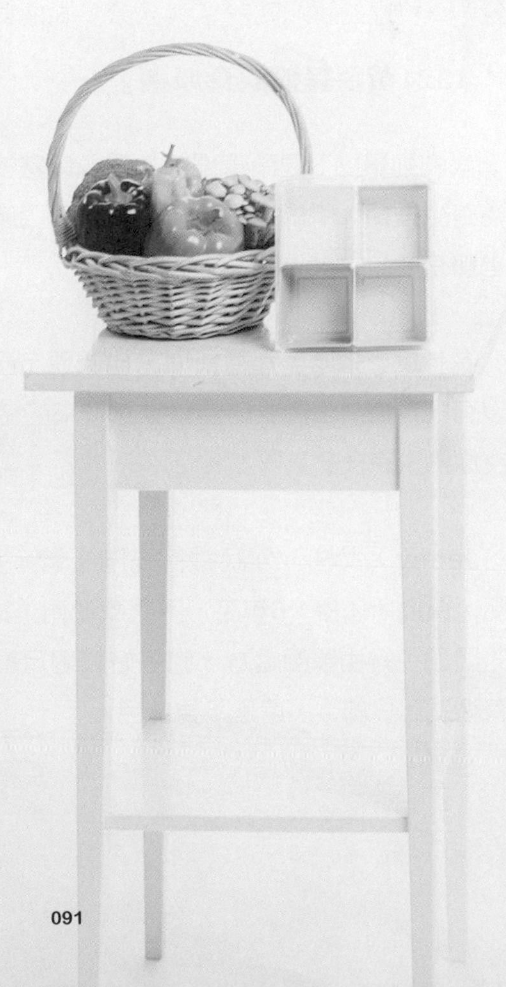

要減肥，測量體組成是你的得力幫手！

因此，大家要每週量測體組成，計算減重多少，減脂肪多少，肌肉佔比不能降低，最好還要能增加，才是最正確的減肥方式。

正確減重，管理健康！

用正確的方式管理健康，不只得到外形的改變而已，許多患者，有很多的慢性病，都在健康管理之後，連患者的醫生都很訝異，病人到底做了什麼。其實只要年輕健康了，本來就什麼問題都沒有的呀！

「4321黃金餐盤飲食原則」

我就列舉以下健康管理前後的臨床數據，順道一提，有很多女性以為因為有生理期，所以才會貧血，其實我臨床碰到很多已經相當肥胖的男性，也都有貧血的狀況。

為什麼吃這麼多都還貧血，他們連自己都訝異到無法接受，其實這就是沒有把身體真正需要的營養素吃進來的結果，可見吃對「4321黃金餐盤飲食原則」有多麼重要！

Jenny，女性，外商銀行高階主管，長期受壓力、肥胖、荷爾蒙不平衡、貧血所困擾，6年來，不吃軟便劑，是無法順利上廁所的，特別是貧血的問題，經由醫師處方，吃了好幾個月鐵劑（人體要造血，本來就不是只有鐵就可以的），還是不見起色。

她來參加健康管理課程後，人當然是瘦了，減了8公斤的脂肪，體重降了10公斤，腰圍也小了8公分，更重要的是貧血、便祕的問題竟然也不藥而癒，整個人顯得年輕多了。

	2010/12/20	2011/12/21	健康管理後	標準值
RBC紅血球	! 4.17	4.54	**4.28**	4.2~5.4
HBC血紅素	! 11.7	! 10.9	**12.8**	12~16
HTC血球容比	! 35.2	! 33.4	**39.4**	36~46
HTC平均紅血球容積	84.3	! 73.6	**91.9**	80~96
MCV平均紅血球血紅素	28.1	! 23.9	**29.8**	26~34
MCH平均紅血球血色素濃度	33.4	32.5	**32.4**	31~37
膽固醇	191	197	**161**	125~200
三酸甘油酯	73	98	**94**	20~200
高低密集膽固醇	47	48	**49**	≧40
低密集膽固醇	! 133	! 148	**100**	＜130
	輕度脂肪肝	輕度脂肪肝	**極輕度脂肪肝**	

Ben，男性，退休士官長，已經接受醫師高血壓、脂肪肝、糖尿病等慢性病藥物治療5、6年，但各項數值除了沒有失控外，也從來沒有正常過，同時還有中度脂肪肝、肝硬化等問題。

	2010/3/27	2011/12/21	2012/3/20	健康管理後	標準值
飯前血糖	! 137	! 127	! 122	**106**	80~100mg/dl
收縮壓	! 158	! 151	! 155	**129**	90~130mm-
舒張壓	! 100	! 90	! 104	**70**	60~85mm-Hg
HbA1c 糖化色素	! 8.4	! 6.8	! 7.9	**5.5**	4~6 %
膽固醇	! 238	! 217	150	**169**	125~200
三酸甘油脂	33.4	32.5	115	**59**	20~200
高低密集膽固醇	191	197	42	**47.8**	≧40
低密集膽固醇	73	98	82	**109.4**	＜130
	中度脂肪肝	輕度脂肪肝	中度脂肪肝	**極輕度脂肪肝**	

來參加健康管理課程後，經過適當的調整，Ben不只瘦了，而且還減了11公斤的脂肪，腰圍也比原本小了14.5公分，更重要的是，他在醫院的很多檢測數值都正常了！

超音波掃描時，醫師還以為拿錯病例了！

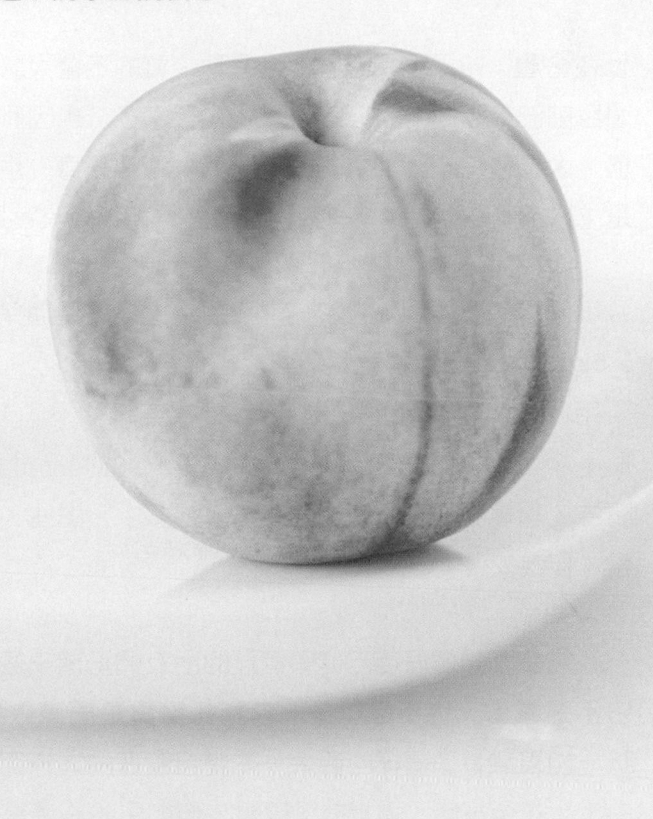

減重≠減肥

在台灣，如果說減肥是全民運動，真的不會太誇張。我們很難相信，台灣目前已是亞洲肥胖人口第一名的國家了，也因此，坊間小至民俗診療機構，大至醫院門診，只要標榜能幫人減肥瘦身，生意一定好得不得了，可是，你卻不知道，這些瘋狂的瘦身廣告背後，其實是暗藏危機的呢！

下面這些廣告詞，大家一定不陌生：「一星期保證瘦！」、「十天狂瘦5.5kg」、「讓你輕輕鬆鬆回復苗條身材」、「一天一粒，窈窕美麗」、「用喝的就能瘦」、「一直吃、一直瘦」、「ＸＸＸ為你雕塑完美身形」……不論是第四台的廣告、購物台的商品推銷、坊間診所外的大幅廣告，都會強調「輕鬆」就能「瘦很多」，這些，你都相信嗎？你可能不信，但我知道，很多人信。

我常會和想做好自己健康管理的朋友們澄清一個觀念：**減肥就是減肥，它不是減重，也不是塑身，它扎扎實實是要減去身上的油**——也就是脂肪。如果清楚了這樣的觀念，在健康管理的這條路上，就不會走遠路、做白工、花冤枉錢，還折損了健康，但如果始終還是繞在減重——只以減去多少重量來做標準的迷思中，那最後減去的，一定只是健康。越不健康，新陳代謝自然越慢，也越容易復胖……終究難以避免的陷入減肥一陣子，復胖一輩子的夢魘中。

減去重量不是減肥：必須科學化的管理

很多人以為減肥就是把體重給減下去，只要體重的數字少了，減肥就成功了。老實說，這可是千錯萬錯的一個大錯誤呢。在我的健康管理課程裡，曾經有個學員十分瘦，以肉眼來看，她可以稱得上是窈窕了。很多人看到她的第一句話總會問：「妳還需要減肥嗎？」然而，透過科學化的管理，當她站上能夠測量體組成的測量儀器後，大家就立即明白了。

她雖然很瘦，但她的體脂率卻高得嚇人，居然有30%，這已經是女性正常值的高標了，且皮下脂肪及內臟脂肪的含量也十分高，如果不及時做好管理，要不生病，怕是很難了。偏偏，大多數人都是以體重數字做判斷胖瘦的標準，忽略了內在體組成的變化，實在很可惜。

在做健康管理的過程中，體重確實是一個很重要的環節，但絕對不是唯一，若是以為減肥就只是減去重量，絕對是大錯特錯的。

不當的減肥方式，甩不掉的體脂肪！

「哎呀，什麼減肥方法我都試過了，一點用都沒有。」相信我們的周圍一定都會有一些身經百戰，試遍減肥祕方的人，儼然可以稱為「活動的錯誤減肥小百科」。為什麼過去曾經用過的方法，並沒有得到你想要的？

那很正常，因為不正確的方式，即便是用了百百種，也不會得到想要的效果。現在，我們就來談談幾種最常被人使用，最危害健康，卻誤以為會有效的減肥方式吧。

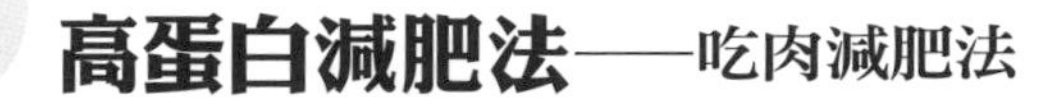

高蛋白減肥法——吃肉減肥法

首先，我們來談談高蛋白減肥法，也就是吃肉減肥法。這是一種絕對不健康，且會對身體造成極大負擔的不正確減肥法，先姑且不論發明此方法的Robert Atkins（美國醫師，1930年出生，享年72歲）在過世前，仍然是個116公斤的胖子的傳言真實性為何，只就高蛋白減肥法本身來看，高蛋白質低碳水化合物的減肥方法之所以能夠減輕體重，其真正原因是減掉了體內水分和肌肉，而不是脂肪。這種減肥方法不僅減肥效果不能持久，而且長期下去會危害身體健康。

致命的酮酸中毒的現象

從科學原理而言，當一個正常人每日攝取碳水化合物低於100克，身體會燃燒（蛋白質）和脂肪，因此使用此法，肌肉會因燃燒不完全而產生酮體。大量的酮體排出會帶走大量水分，因此，即便是瘦了，瘦的也只是水分而已，但不到一週的時間，便會產生頭暈、頻尿、汗酸臭、精神不濟等酮酸中毒的現象，更嚴重的，還有可能致命，更不用說高蛋白對腎臟的負擔了。

長時間吃高蛋白質食物，會產生大量的氨，對肝臟和腎臟的代謝是一種負擔；醣類攝取過低，脂肪代謝不完全，會產生大量酮體，容易造成酮酸中毒，致死率是很高的。

此外，高蛋白質飲食還會造成鈣質大量流失和尿鈣增加，因此容易造成骨質疏鬆症或腎結石等，這是因為肌肉的大量崩解，若遇上減肥者是有尿酸問題的痛風病患，那麼一定會發作，這根本是讓身體呈現病態的減重方式。

光是聽到會產生代謝性酸「中毒」，你還會認為這樣的方法能讓身體變健康、變年輕？靠「中毒」減重，瘦了也不美，絕對是肯定的，更種下日後保證復胖的禍因。

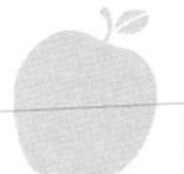

雞尾酒減肥法——同時用多種藥物來治療肥胖的方法

坊間減肥藥品，包括瀉藥、麻黃素、PPA、利尿劑、降血糖藥、降血脂藥、甲狀腺素、纖維等，上述藥品，主要用途及適應症，並非用來減肥，甚至有些醫生還將上述藥物全部合併使用，造成嚴重不良交互作用及副作用。且有些副作用在停藥後，不見得會消失，嚴重到致命的報導也時有所聞。

合法的減肥藥物諾美婷都下架了，現在FDA核准的減肥藥，不但規定BMI要高過30才能用，而且患有心臟血管疾病、糖尿病、高血壓等疾病的人也不能用，但請仔細想想，如果BMI已經超過30了，想要沒有這些疾病，可能性有多高？也就是說，這種減肥藥根本沒幾個人能夠使用。

再說這個藥的藥效好了，這種藥可以讓人一年平均瘦8%，換句話說，一個50公斤的人，服藥一年後大約能瘦個4公斤，這樣「遲緩」的減肥效果，請問有幾個人願意吃這種藥來減肥？這不是一般人會想要借重來減肥的希望目標啊！

到底什麼是雞尾酒減肥法呢？

簡單說，**雞尾酒減肥法就是同時用多種藥物來治療肥胖的方法**。通常，為了讓「效果」明顯，會使用包括抑制食慾、軟便、增加代謝、利尿劑等藥物，但請大家記得，只要是「藥物」，就代表了一定會有副作用的產生。

1. PPA（Phenylpropanolamine）：結構及作用類似麻黃素及安非他命的類交感神經藥物，在許多感冒膠囊、糖漿中，治療鼻塞。美國食品藥物管制局（FDA），因《新英格蘭醫學》雜誌的醫學研究中證實，使用PPA減肥，就算在正常劑量下，據研究，引發出血性腦中風危險性高達15.92倍，FDA因而禁止PPA的販售。在國內沒有禁用，因此卻被濫用！PPA的副作用不論在心臟、神經、腸胃等皆可能因人而異而產生嚴重副作用。

2. 減少脂肪吸收的羅氏鮮，可減少身體對食物1/3油脂吸收，長期會造成維他命A、D、E、K流失，另有油便隨時會排出的尷尬副作用。

3.增加飽足感的高纖錠，歸類在食品類。

4.減少糖分吸收的澱粉酵素抑制劑。

5. 利尿劑排水但非排油，有電解質平衡異常、代謝性中毒、血糖、血脂、尿酸異常等。

6. 有很多人是利用荷爾蒙類的藥物快速消瘦的，例如甲狀腺素，結果分解肌肉的速度永遠大於脂肪消失的速度，除了得不到減重的效果之外，更破壞了身體荷爾蒙系統的平衡。

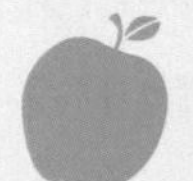

減肥茶

減肥茶的原理，主要是利尿和輕瀉作用，在短時間內，把體內大量的水分排出體外，達到減輕體重的效果，但有的反而會造成身體嚴重缺水，皮膚變得暗沉無光。

根據政府抽樣市售減肥茶包，有超過20%都含有番瀉葉成分。番瀉葉為豆科草，又名旃那葉，阿拉伯語為Senna。它主要的功能是增加排便次數及排宿便，使用過多，輕則造成腸神經反應變差，腸子更不蠕動，便祕情況更嚴重，甚至很多人不知道，番瀉葉一旦加工過程不當，含有番瀉葉的豆莢內果實等毒蛋白，造成慢性神經中毒，一樣有很高的致死率。

大家要記得，這只能讓大家拉肚子，會排便，但不會幫你減油。

蘋果減肥法——單一食物減肥法

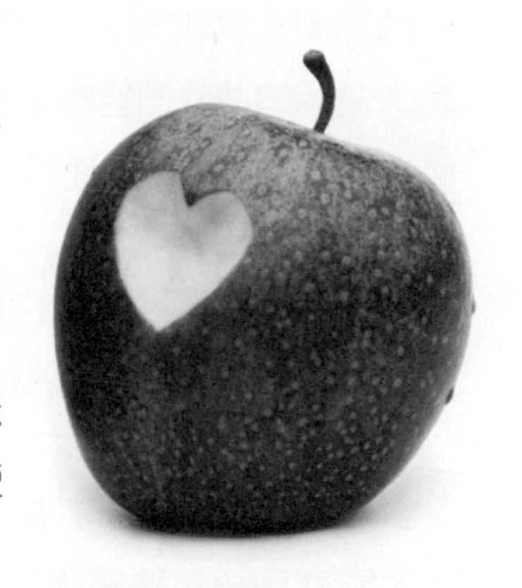

不管是蘋果減肥法、檸檬減肥法……什麼減肥法都好，只要是單一食物減肥法，就完全不能使用。

因為身體缺乏均衡的營養素，結果一定就是生病，記得我提過身體就是一座化學反應工廠嗎？沒有原料，工廠自然得停擺，這是無庸置疑的。

曾經在開醫學會的時候，看到有個醫師臉色不好，瘦很多。問她為什麼瘦這麼多，她回答她用的是蘋果減肥法，這個答案立刻在人群中像炸了鍋一般，引起了廣泛的討論，整個醫學會主題是什麼沒有人聽，大家都在討論蘋果減肥法。

但，理智一點吧！你並不是想瘦得面黃肌瘦、精氣神盡失吧，一旦你用錯誤的方式減肥，體內的膠原蛋白、彈力蛋白，都被分解掉，這根本不是你要的結果。

你聽過有人減到生理期不來，有人減到嚴重貧血，有人減到大把落髮，更常聽過有人減肥減到一天到晚都處在感冒的狀態下，彷彿從來沒有好過嗎？偏偏這些我們經常看到的錯誤減肥導致身體出狀況的報導，大家彷彿都視而不見，仍對快速減肥趨之若鶩。

相信我，這絕對不是辛苦減肥所想要得到的結果。這樣的減肥方式，減不掉身上的脂肪，更重要的是，它減掉的是最重要的健康啊！

很多人一談到減重，都有一堆說不完的血淚史，看過上面的分析以後，希望大家就別再重蹈覆轍了。唯有正確的健康管理，才能夠讓我們瘦得健康、瘦得漂亮。

飢餓減肥法

節食、禁食絕對不能幫你減肥。各位如果試過三餐不吃，吃兩餐；兩餐不吃，吃一餐，這造成的結果，只會讓你的肌肉逐漸消失。一旦肌肉減少，對減肥是絕對的不利，只會越減越胖，越減新陳代謝越慢。

其次，節食、禁食還會造成排便障礙，以及傷害肝臟功能，阻礙肝臟的解毒機制，讓身體的自由基變多，造成快速老化的後果。

所以，請各位不要再餓肚子了，因為一點幫助也沒有，它只會造成以下的傷害：

1. 肌肉組織的崩解，導致毒性代謝物衝入血循環中。

2. 因為纖維質攝取不足，導致排便困難，增加肝臟解毒負擔。

3. 缺乏足夠的卡路里，導致體內生物合成反應受到抑制（detoxification is highly energy dependent）。

4. 禁食會讓負責肝臟中第一階段解毒的酵素增加，導致毒性中間產物的過度增生。

5. 負責肝臟第二階段解毒，水解的胺基酸又攝取不足。

6. 外來的抗氧化物補充不足，而內在的抗氧化解毒物質又被耗盡，因而產生過度的自由基傷害。

由此可知，長時間的營養失衡，會造成新陳代謝異常，所以，**低熱量是沒有辦法讓你瘦下來，它反而會引發你身體裡的「饑荒機制」**。身體會盡所有的能力保護僅剩的營養素，供給重要的生理反應使用，脂肪就更不易代謝了。

所以，不要想靠節食或低熱量的方式來減肥，這是絕對不會成功的。

不當的減肥方式，甩不掉的體脂肪！

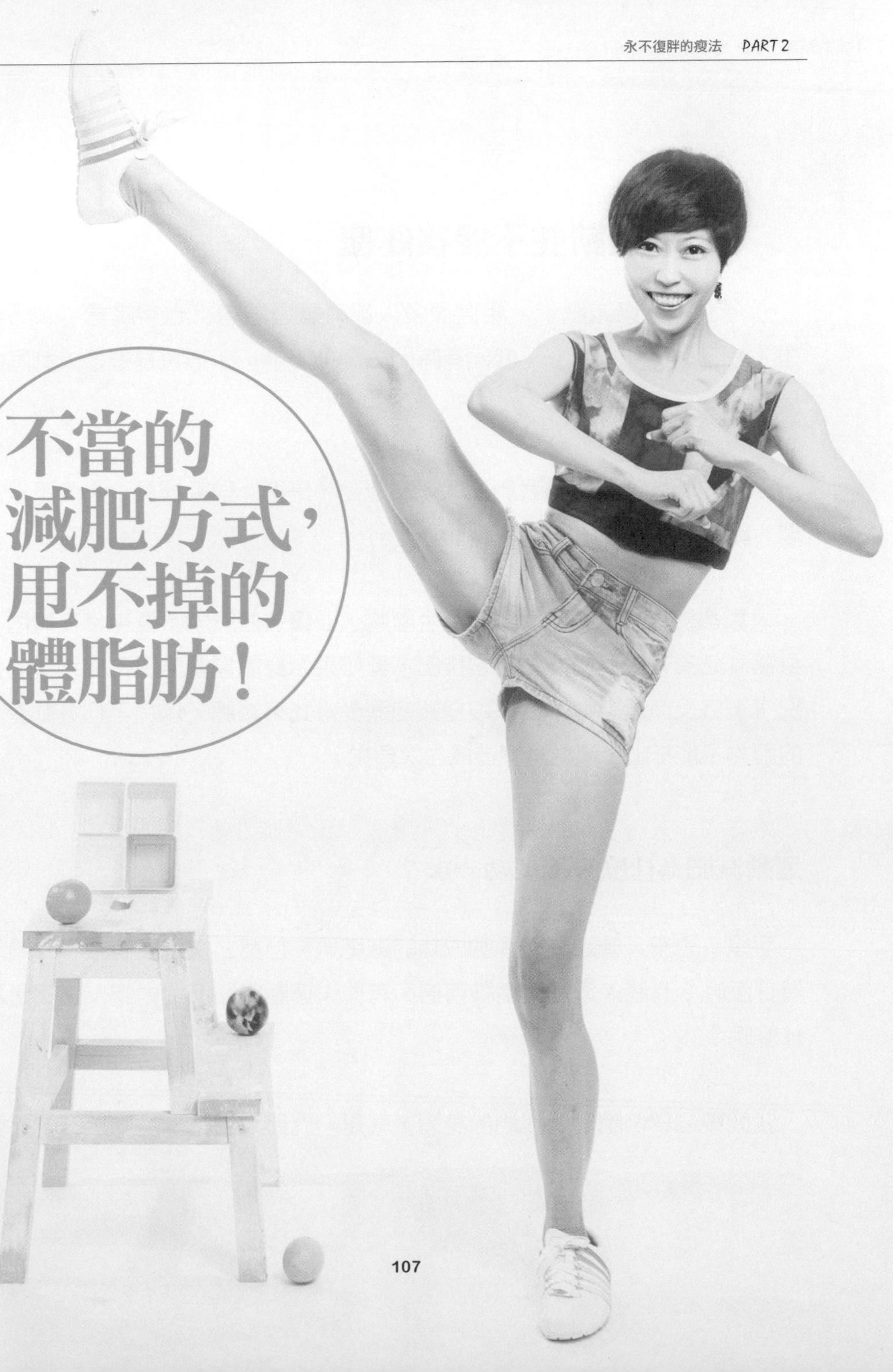

激烈運動並不能讓你瘦

「運動就能夠減肥」，相信很多人都有聽過這句「七字箴言」，「可是，我不愛運動啊！」「我沒有時間去運動！」……這也是很多人共同的反應。

但要先和大家說明，我們這裡談的運動，是指「居家運動」，而不是打球、跑步、上健身房的「特別運動」。

大家都知道，運動會使身體產生廢物，要讓這些廢物不要屯積在體內，身體就必須有足夠的能力將它排出，但如果你身體營養素還不夠均衡的情況下，我反而建議你不要採取極端的運動方式來減肥，以免不但運動產生的廢物不能排出，還對身體造成二次負擔。

運動減肥為什麼只能成功一次？

可是，也有人曾經靠著運動成功的減肥過，但第二次就沒有效了，這是為什麼呢？有些人運動完精神百倍，有些人運動完卻筋疲力竭，這又是為什麼呢？

我簡單的舉例說明。我們的身體，就是一間最大的化學反應工廠，運動這件事就是增加線上作業員的概念，什麼叫增加線上作業員？假使，我們現在有十支手機需要組裝，工廠內有十支手機需要的原料，這時候，卻一下子增加了兩百個作業員，這種情況不但不能提升效率，反而還因為要多付兩百個人的薪水，增加了工廠的負擔，不是嗎？

如果原料已經不夠了，也就是說，吃進嘴巴的營養素已經不夠了，卻又極度的去運動，導致身體產生很多廢物，卻無法自然排出體外，反而增加了身體的負擔。

那運動什麼時候會有用？今天工廠進了兩百支手機的原料，但工廠原本只有三位作業員，這時候，再增加七位作業員，就會對產出效率有實際的幫助。

換句話說，**如果吃進嘴巴的營養素足夠了，再去做適當的運動，當然就能夠達到預期的效果，得到健康的好身材了。**

能夠達到減肥效果的運動

所以，大家就要思考了，如果運動完是筋疲力竭的，代表身體裡的原物料已經不夠了，所有的廢物都代謝不出去，這時候，身體有一種自我調節機制，它會把營養素留給最重要的器官使用，然而，通常最不重要的，就是燃燒脂肪這件事情，這就是為什麼當身體裡的營養素不夠時，就會開始變得不健康，身體自然開始堆積脂肪，因此運動不見得會讓每個人瘦下來。

而「居家運動」則沒有這種顧慮。「居家運動」的宗旨就是，能站就不要坐、能走路就別搭車、能走樓梯就別搭電梯、能去倒垃圾，就別賴在家裡看電視，所以，掃掃地、拖拖地、洗洗碗……這些都算是「居家運動」，或提前一站下車走回家或去上班。

難不難？不難，關鍵只是要不要做而已。

綜合以上所說，大家應該很明白，哪些是不當的減肥方式？想要做好健康管理，哪些才是正確的方法？我的目的是希望建立大家正確的觀念，以最輕鬆、最生活化的方式做好健康管理。恢復年輕的新陳代謝，自然擁有美好動人的曲線。而能持之以恆的方法才是能一輩子永保健康年輕的最佳選擇。

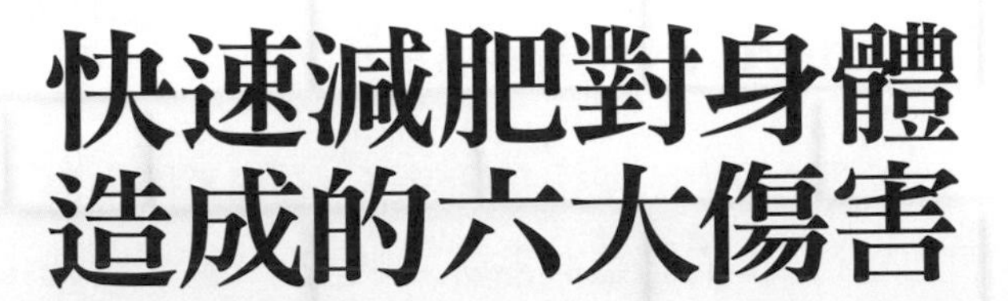

快速減肥對身體造成的六大傷害

愛美是人的天性，但也有些人是為了健康而減肥，無論出發點是愛美或是健康，卻可能因不當的減肥而傷身，甚至失了健康。

接下來要介紹快速減肥常見造成身體受損的六大症狀。

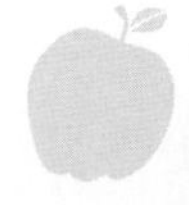

溜溜球症候群（yo-yo syndrome）

通常發生在習慣性多次快速減肥者身上。快速減肥常讓人在短時間內瘦下5-10公斤，但在極短的時間內，減掉的體重很容易又胖回來，甚至比減肥前的體重還重，而且胖回來之後，更難瘦回理想體重。體重忽增忽減，就像溜溜球一樣，忽上忽下。

在快速減肥的前期，常是身體水分的流失，繼之是肌肉、新陳代謝越來越慢；但在復胖時卻幾乎是以脂肪的形態回到體內，然後復胖後又再次減肥，結果一次比一次肥，一次比一次更難減，造成惡性循環。體脂肪量也越來越高，基礎代謝率反而越來越慢。

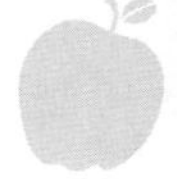

基礎代謝率下降

極低熱量等快速減肥法會造成肌肉分解、身體基礎代謝率下降，所以容易造成復胖。一般快速減肥者以過低熱量的飲食供給一天所需，以達到短時間內瘦下來的目的。當瘦到目標體重後，恢復正常飲食時，雖仍注意熱量攝取，但還是會發胖，體重還是會增加，其實就是因為代謝率比以前更低了。

人體的基礎代謝率是供給生理運作、維持生命現象（例如：心跳、呼吸、腸胃蠕動等）所需，但為求快速，減肥者通常攝取過低熱量，當攝取熱量低於人體基本需求時，分解肌肉作為能量來源會更加劇。此時，若恢復正常飲食，卻因為代謝率下降了，原本應該是正常的熱量攝取變成是過多的，所以很容易就胖回來。

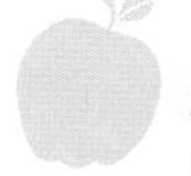

免疫力降低

快速減肥多為低熱量攝取，且營養不均衡或營養素攝取不足，同時加上快速減肥造成肌肉蛋白質的分解，以至於體力變差。而且製造各種血球（包含紅血球）的原料不足時，自然會產生抵抗力減弱的情形，很容易感冒、貧血，甚至會有帶狀疱疹的發作，這都是因為免疫力低下的結果。

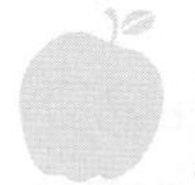

月經經期不順

快速減肥，對女性而言，最明顯的身體警訊就是月經週期會亂掉。在體重驟降、營養失衡的情況下，常造成月經週期混亂、不規則，嚴重者甚至會無月經。這些都是營養失衡、荷爾蒙混亂，而引發停經或經期混亂等情形。

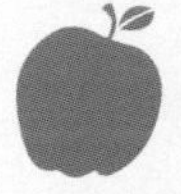

皮膚變差，易掉頭髮

膠原蛋白、彈力蛋白流失，造成肌膚沒有彈性，如雙頰凹陷，更顯老態，肌膚新陳代謝下降，因此，暗沉一來，毛髮都失去光澤，最後自然形成大量掉髮，越減越老。

部分器官功能失調

在長期飢餓的情況下，因攝取熱量及營養素的不足，同時加上身體水分大量流失，肌肉蛋白質分解，易造成暫時性的肝、腎功能失調，並且因為反覆減肥，代謝率下降而影響腸胃功能，易發生消化不良或腸胃疾病等不良後果。

減肥是對於自己的健康負責的一種方式。用錯方法，只會離健康越來越遠，要知道「**選擇比努力更重要**」啊！依專家的指導，不只能吃得飽飽，更能瘦得好好。

減肥絕對不能餓肚子，因為沒有人能戰勝飢餓的感覺，但是，你知道嗎？如果你能擁有一整天穩定的血糖，自然就不會時時都有飢餓感，你也就不需要長期處於天人交戰，得靠意志力去抵抗飢餓的情況下了，如此一來，減肥的過程才能輕鬆愉快。

壓力也會讓人胖，你知道嗎？

21世紀全球人萬病的淵藪就是「壓力」。很多人都有一種迷思，總以為如果和人家說「我壓力大」，就代表自己的能力不足，這真的是大錯特錯的觀念。

壓力如何影響你

從下面這張圖，大家可以知道，壓力會影響神經系統（例如焦慮、失眠等），神經系統會影響內分泌系統（荷爾蒙系統），造成血糖異常、甲狀腺異常、生理週期紊亂等，且神經系統及內分泌系統又會影響到免疫系統，導致健康上的各種問題。

「壓力」擁有這麼大的摧毀力，我們怎麼能不重視？

【心理－神經－免疫學】

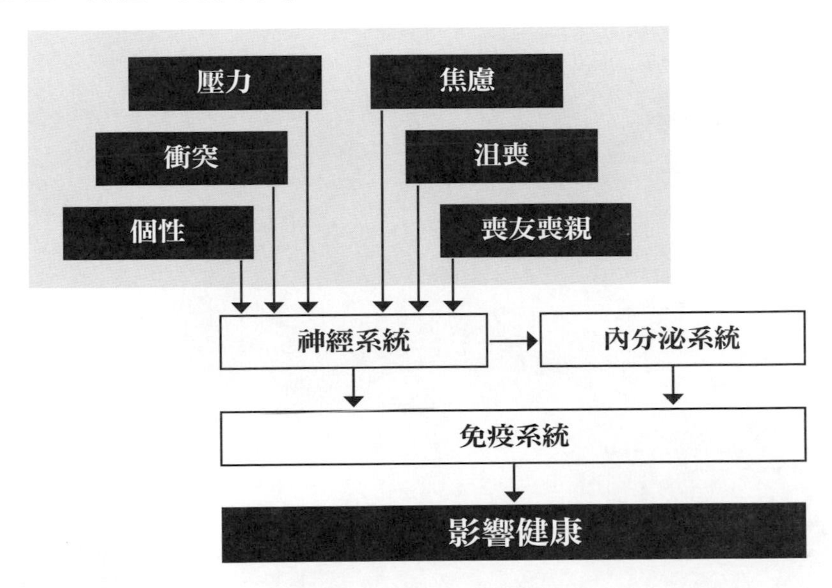

什麼是壓力？

當你覺得生活的要求已經超過自己能力所及，對你就已經形成了壓力。為什麼會造成壓力呢？壓力形成的原因究竟有哪些？

一般來說，壓力的成因是源自於從外在物質到內在自我要求，直接反應

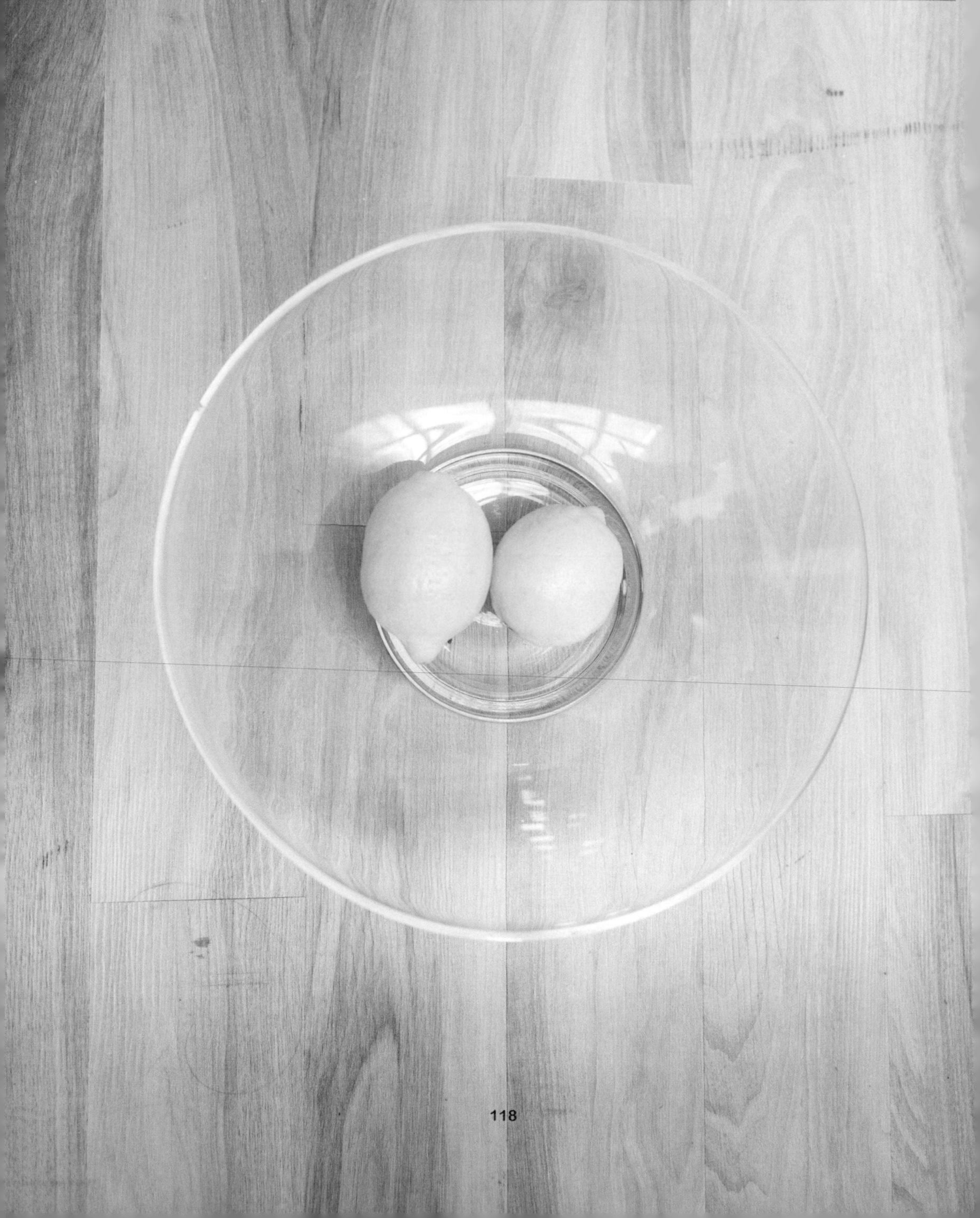

在心理和生理的影響，它來自以下幾個方面：

1.個人壓力：疾病、衝突、挫折。
2.社會：升學、工作、人際。
3.環境：噪音、不適溫度、有害健康、酒精、菸、咖啡因等。

什麼是皮質醇？

在壓力狀態下，身體需要皮質醇來維持正常生理機能；如果沒有皮質

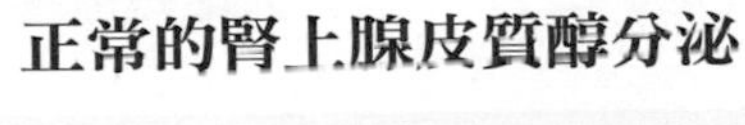

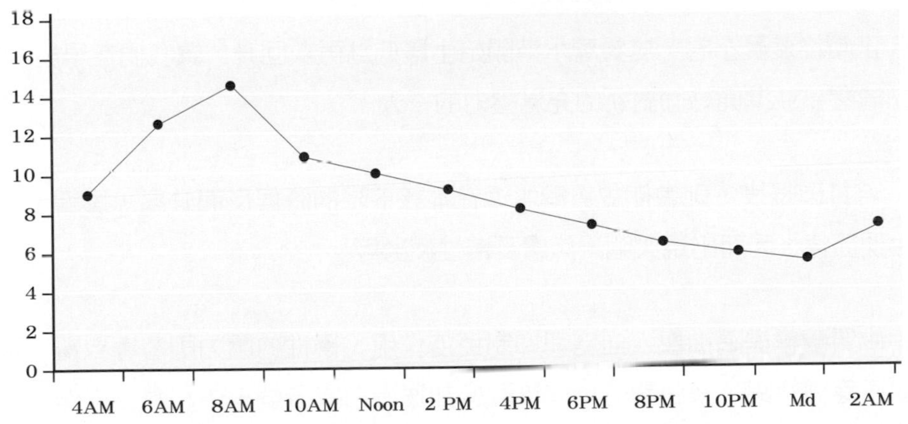

醇，身體將無法對壓力作出有效反應。然而藉由積極的皮質醇代謝，血中皮質醇（cortisol）在一日中會有節律變化；因為皮質醇分泌能釋放胺基酸（來自肌肉）、葡萄糖（來自肝臟）以及脂肪酸（來自脂肪組織），這些被輸送到血液裡充當能量使用。

皮質醇在操縱情緒和健康、免疫細胞和炎症、血管和血壓間聯繫，以及維護結締組織（例如骨骼、肌肉和皮膚）等方面具有特別重要的功效。在壓力狀態下，皮質醇一般會維持血壓穩定和控制過度發炎。

在正常情況下，身體能很好地控制皮質醇的分泌和調節血液中皮質醇的含量，但並不總是如此（而以後者情況居多）。正常的皮質醇代謝遵循這一種生理節奏，一個週期為24小時，**一般皮質醇水準最高在早晨（約6-8點），最低點在凌晨（約0-2點），這時人最好放鬆，以進入睡眠**。

正常從凌晨左右，皮質醇水準開始由最低點再次回升，讓我們在早晨6-8點清醒，並準備好面對新的充滿壓力的一天。

若打破規律，則會使皮質醇水準在本該下降的時候反而升高，影響正常生理節律，因而出現失眠、焦慮及慢性疲勞等。

皮質醇會提高血壓、血糖和抑制免疫作用，慢性的壓力則會導致腎上腺的疲乏與耗竭，長時間分泌皮質醇會加速蛋白質分解，中和胰島素作用，當肝臟中的醣原分解，血糖自然就上升了。

腎上腺皮質醇是疾病的根源

我們都有壓力，其中那些承受慢性壓力的人、生活節奏緊張的人，或者正在節食的人，經常熬夜、長期處在壓力狀況下，從而使他們的皮質醇水準長期偏高。這時皮質醇的負面效應開始顯現為新陳代謝的變動：**血糖升高、膽固醇上升、食慾增加、體重上升、性慾減退以及極度疲勞等等**。

研究也指出，高腎上腺皮脂醇的女性，情緒不佳、特別嗜好高熱量食物及甜食，且腎上腺皮質醇越高者，內臟脂肪也越高。

假使腎上腺皮質醇週期混亂，就容易造成以下的健康危害：

1.肥胖：

高腎上腺皮質醇更會使脂肪細胞加速儲存脂肪，特別明顯的是脂肪易堆積、包圍在內臟，直接影響健康，導致慢性病的發生。

2.新陳代謝疾病（X症候群）：

正常的腎上腺皮質醇可以促進胰島素合成代謝，而高壓力會使胰島素分解代謝，使胰島素抗阻變得不敏感，導致糖尿病的發生。

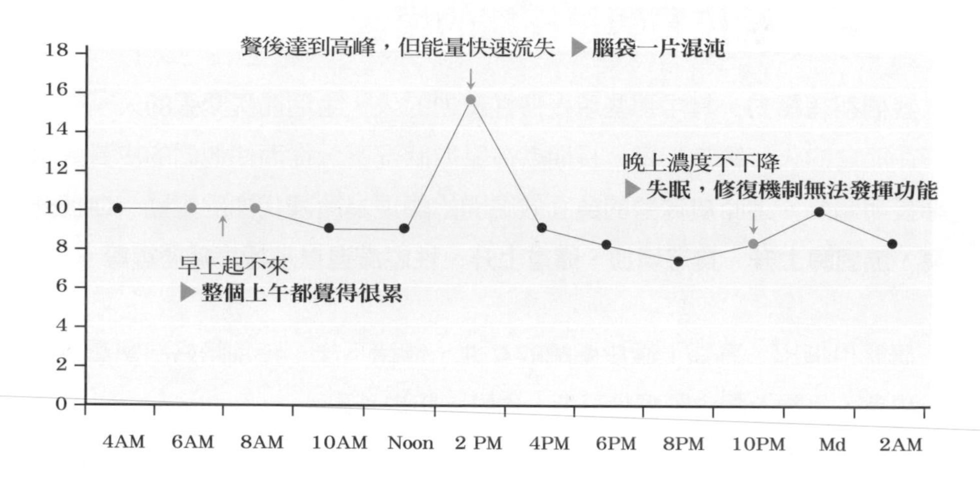

3.大腦障礙（焦慮／憂鬱／阿茲海默症／記憶力和學習能力衰退）：

腎上腺皮質醇混亂會使腦細胞（神經元）萎縮、神經化學改變，也就是改變神經傳導物質Dopamine、Serotonin，同時，也會造成神經系統的萎縮，造成大腦的障礙。

4.睡眠障礙（失眠）：

若腎上腺皮質醇一整天的分泌都很高，不但會使我們早上起不來，整個上午即便是沒做什麼事，也會覺得很累外。到了晚上，我們也會睡不著，導致身體的修復機制無法發揮功能，長時間下來，健康一定出問題。

5.性功能問題（缺乏性慾）：

高腎上腺皮質醇會抑制男性分泌睪固酮，使男性缺乏性慾，勃起困難；女性方面則會導致月經週期紊亂，經前症候群與更年期症候群明顯。

6.心血管疾病（高血壓）：

高腎上腺皮質醇會使我們心跳加快、血壓升高，血液輸出量增加。

Point
自然殺手細胞是負責偵測毒殺受病毒感染的細胞及癌細胞的一種淋巴細胞，所以長期高壓力也是癌症的高風險族群。

7.腸胃疾病（胃潰瘍）：

高腎上腺皮質醇會降低我們的消化吸收能力，使消化系統的運作減緩，嚴重者還會導致胃潰瘍的發生。

8.免疫系統疾病（出現過敏自體免疫疾病）：

當壓力發生，身體會分泌皮質醇來刺激免疫，如果長期處在高壓力的狀態下，便會產生自體免疫疾病，造成免疫細胞崩潰，自然殺手細胞下降。

9.肌肉／皮膚／骨骼／頭髮／指甲：

高腎上腺皮質醇會造成彈力蛋白、膠原蛋白合成能力降低、抑制造骨細胞、抑制肌肉生成細胞、抑制軟體生成細胞，造成皮膚乾燥、骨質疏鬆、掉髮……等嚴重傷害我們健康的後果。

從以上我們可以知道，科學證據顯示長期的高壓力導致壓力荷爾蒙失衡，與各種疾病，包括肥胖，因此，調控腎上腺皮質醇對於健康及長壽非常重要。

可見，身體的壓力荷爾蒙不平衡，包括神經系統的失調，也是很多現代人瘦不下來的重要原因。

PART 3

「4321黃金餐盤飲食原則」：吃不停，吃出健康好身材！

前面告訴大家許多深奧複雜的理論與研究，大家可以通通忘記，只要知道如何透過飲食吃進健康、變瘦變美、減脂增肌、吃出好的新陳代謝即可。

這一章，我們就來談談什麼是「4321黃金餐盤飲食原則」？透過「4321黃金餐盤飲食原則」達到科學家們所證明的，均衡營養加上七分飽，啟動年輕基因，恢復年輕的新陳代謝，達到自然窈窕。

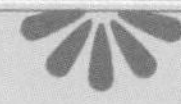

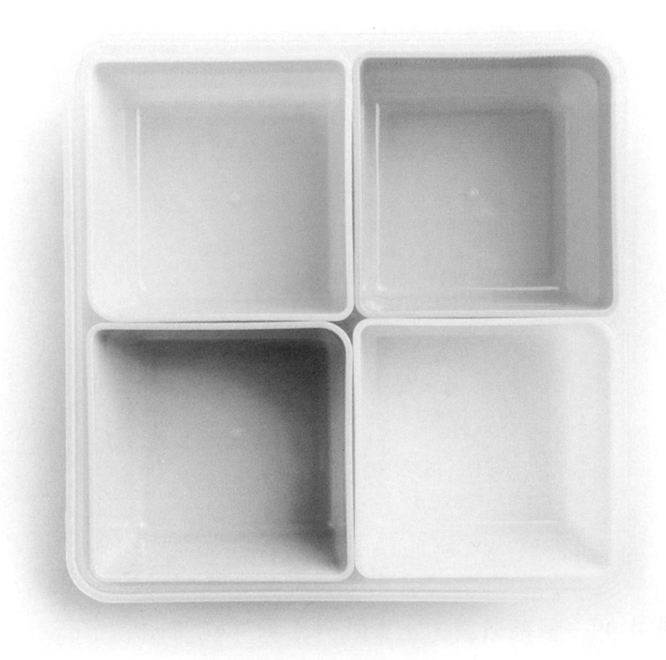

「4321黃金盤飲食原則」

這是一個很簡單的用餐原則，只要早、午、晚餐都能遵循這個原則，就一定能夠吃出健康，也能吃出高中生的新陳代謝。

全穀雜糧類 （Ex. 地瓜、玉米、蓮藕、南瓜、紅豆、綠豆米、麵）	深色蔬菜1 （需深綠、紅、黃）
奶、蛋、魚、肉、豆類 （黃豆、黑豆、毛豆類製品）	深色蔬菜2 （需深綠、紅、黃）

4 是指把一餐總分量（水果除外）分成四等份。

3 是指其中有三等份來自植物性食品。

2 是指其中必須要有兩等份的深色蔬菜，另一等份是全穀根莖類（要選擇未精緻加工的）。

1 是指最後的一等份是奶、蛋、魚、肉、黃豆、黑豆、毛豆類製品，一餐需有兩種富含蛋白質的飲食，最好動植物來源皆有。

三餐都需有一份水果（一天三種）：ex：可買蘋果、橘子、芭樂各一，瓜類不要。當然，不要忘了三餐都要有一種水果，一天要有三種不同的水果才行喔。

首先，我們先將餐盒分成四等份，然後，就開始照著以下的幾個原則，開始確實的實施吧！

原則一：

每餐攝取兩等份蔬菜，且必須是深綠、深紅或深黃的深色蔬菜

深色蔬菜營養豐富，有助新陳代謝、脂肪的燃燒，與蛋白質的合成。攝取的蛋白質要合成肌肉就需要完整且豐富的各種營養素，這些深色蔬菜裡都有。

其實淺色蔬菜也可以額外多吃，淺色蔬菜裡所含的營養素雖然不如深色蔬菜這麼豐富，但無論如何，多吃蔬菜總是很好的，不管是深色蔬菜或淺色蔬菜，但我要特別建議大家，每餐一定要有兩等份深色的蔬菜（不要用淺色蔬菜來替代喔），這樣才能讓身體攝取到足夠的營養素，而且**也不能「狂」吃蔬菜，導致其他兩等份該吃的食物都吃不下，這也是不正確的喔！**

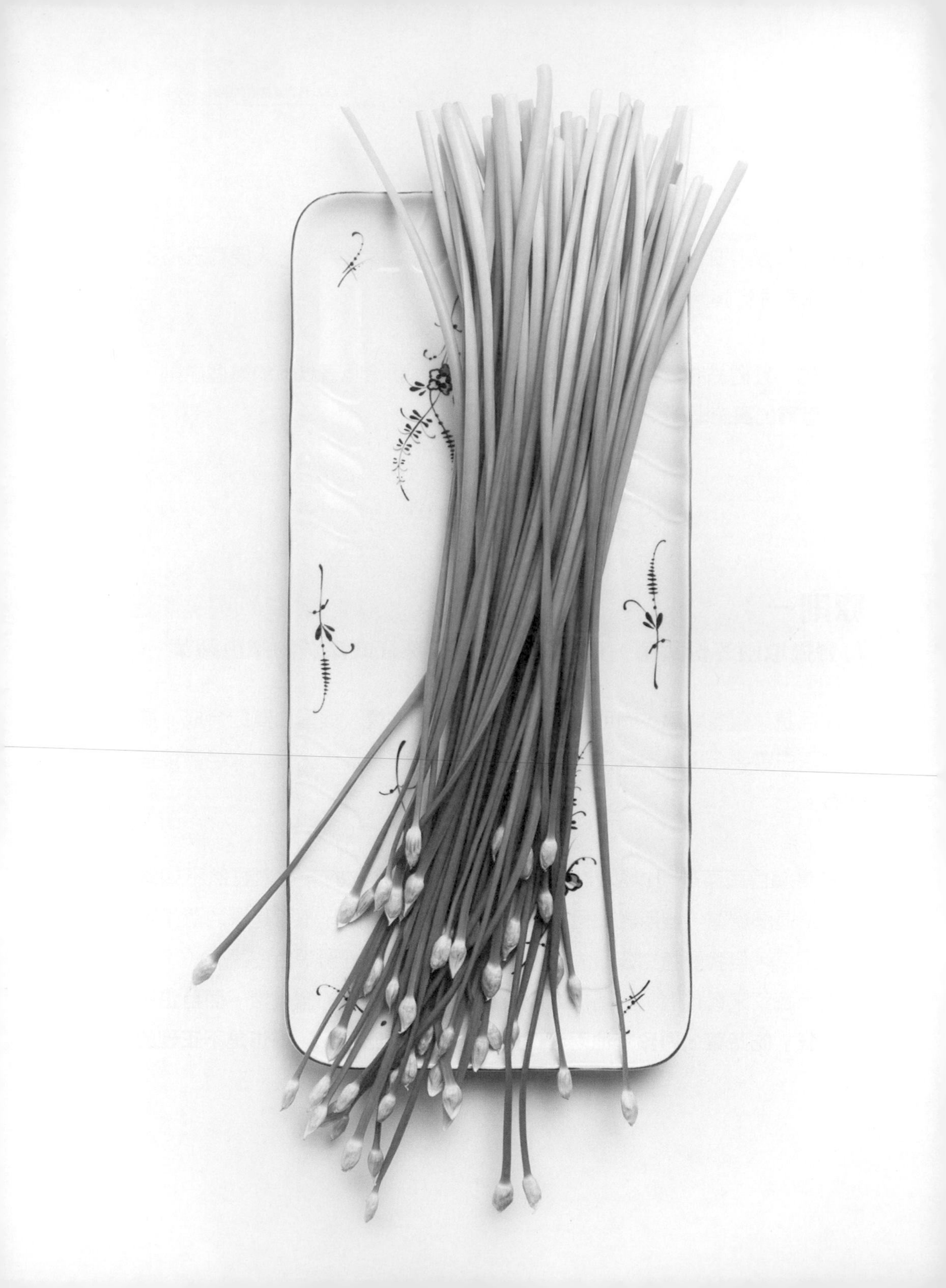

原則二

全穀根莖類更有利新陳代謝

精緻加工後的白米、白麵是最沒有營養價值的，如果我們三餐都吃這些精緻的五穀類就很容易只吃進熱量，而沒有攝取到足夠的營養素。這樣身體的廢物，包括過多的脂肪、熱量是代謝不掉的。

因此，我還是建議用地瓜、玉米、南瓜、蓮藕、山藥等，未經加工過的全穀根莖類來替代，不但更有飽足感、營養充足，同時也有利新陳代謝。

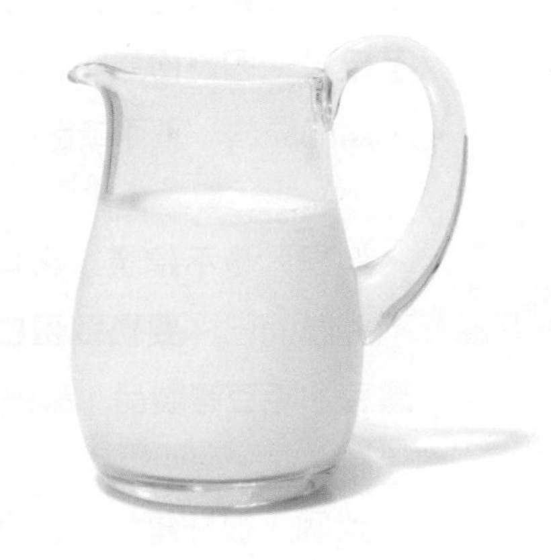

原則三

優質蛋白質是生長肌肉不可或缺的原料

優質蛋白質不但是生長肌肉不可或缺的原料，更是身體所有機能、荷爾蒙、血球、器官生長發育所必需，因此，建議現代人每餐飲食要含有動植物來源，富含蛋白質的食物：例如雞腿＋豆腐、豆腐＋毛豆、豆漿＋蛋白、魚＋豆腐……**如果只有單一一種來源，根據多年健康管理的經驗，肌肉是維持不住的**。所以，切記一定要有兩種以上富含蛋白質的食物。

富含蛋白質的食物來源有奶、蛋、魚、肉、黃豆、黑豆和毛豆，吃素者可以後三者為主要的來源，一點也不影響健康。

在此要特別提醒大家，臨床常看到許多素食者忽略優質蛋白質來源的重要。其實**若缺乏，長期並非只有貧血這麼簡單，甚至連免疫球蛋白都可能不足了**。因為優質蛋白質是身體組織修復、結構、荷爾蒙等重要生理機能所需的原料，不可或缺。

但是，也不建議以素料、素火腿等加工品來替代，這樣只會比葷食者更不健康而已。**要攝取蛋白質，一定要是天然的，加工步驟少，像是黃豆、黑豆、毛豆等製品，都是絕佳的蛋白質來源**。

我個人很推薦大家多吃毛豆，毛豆能提供優質完整的胺基酸，其含有胺基酸種類比黃豆還完整。

除此之外，葷食者我推薦多吃魚，現代人的飲食中，魚的攝取量實在太少了。

原則四

每餐都要搭配水果

三餐都需搭配一份水果（一天要有三種不同的水果）。**水果的分量以一個拳頭大小為準**（當然是自己的拳頭大小）。

唯一要注意的是，在水果的挑選上，最好避免瓜類的水果，如西瓜、香瓜、哈密瓜等，因為此類水果多**半高糖、低纖維，較易讓身體的血糖波動。**

還有一點更重要，那就是**水果只能新鮮切著吃，可千萬不要將水果打成汁，一旦打成汁，糖分更易吸收，也就更容易造成血糖的不穩定。當血糖忽高忽低時，會造成身體內的脂肪是不易分解代謝的**。

看完上面的文章，會覺得「4321黃金餐盤飲食原則」很難實行嗎？一點也不，是吧？只要牢記簡單的四個原則，絕對可以輕鬆的在日常生活中做到。

「4321黃金餐盤飲食原則」提供我們一個概念——減肥的人，也一樣能

吃得很幸福、很滿足。記得前面提過的飢餓會造成體內壓力荷爾蒙上升，反而不易代謝脂肪。

兩個月下來，以這種方法改善飲食的人，因為達到增肌減脂，所以不但瘦，而且會瘦得很健康、美麗且容光煥發。更重要的是加快了基礎代謝率，所以不復胖。關於「4321黃金餐盤飲食原則」，在後面的章節會有更多實際範例。

TIPS

所謂優質蛋白質指的是蛋白質中含有較完整人體所需之各種必需胺基酸。優質的蛋白質應該在每餐飲食中提升攝取，已經是被研究證實的（蛋白質的攝取可從傳統的每日佔總熱量的12-14%，提升至20%），但烹調不要過度加熱、高溫油炸、燻烤等有害健康的方式。

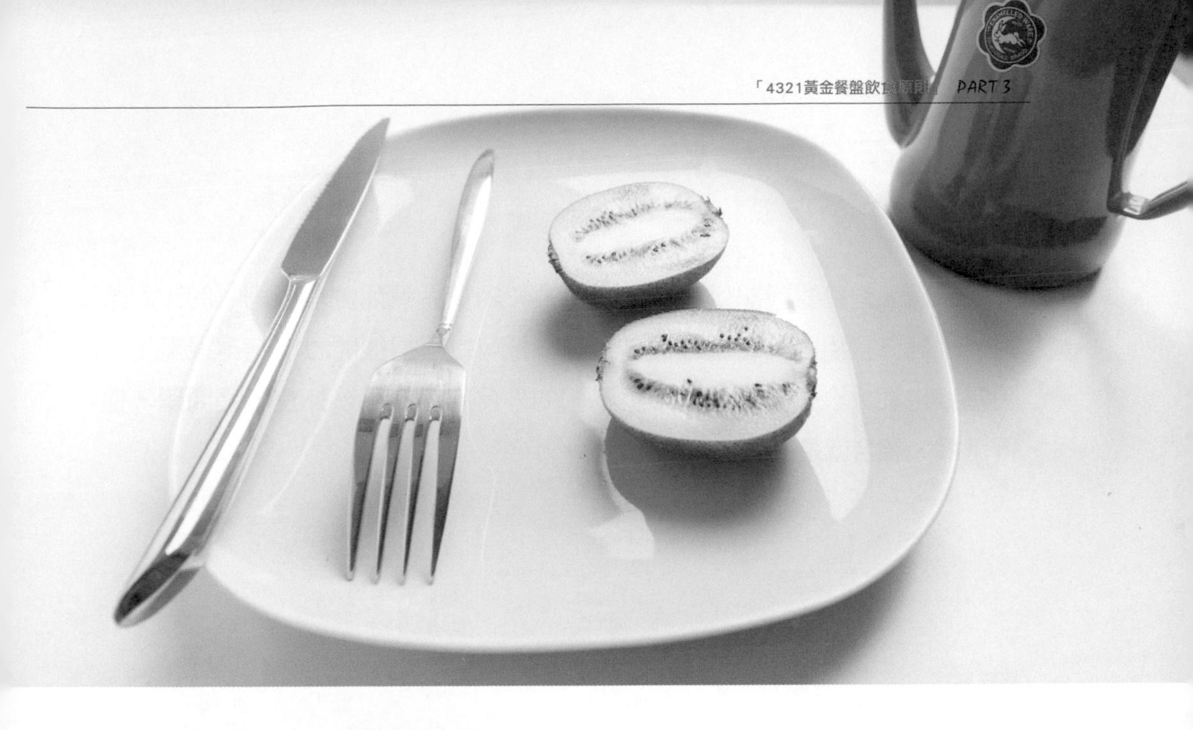

交際應酬也能瘦
——8個外食原則

「我是個外食族，也能做好4、3、2、1嗎？」當然能！我一再強調的，**減肥絕對不是什麼不能吃，什麼不能碰，而是「要會選」**。不論在哪一個環境，相信我，「選擇」比「努力」更重要喔！永遠要比旁邊那個不會選、不知道該怎麼選的人，吃得更健康！

外食，一直是想管理體重和健康的人的大問題。外面的東西不是過油，就是過鹹，但只要謹記以下的技巧和「4321黃金餐盤飲食原則」的比例原則，相信外食絕對不會讓你痛苦，你一樣可以吃得很開心，吃得很滿足，因為我也和大家一樣，是個不折不扣的外食族啊。所以**外食不是問題，懂得選擇、組合就是王道**！

原則一

改變飲食順序，以低熱量密度的優先進食

如果六、日經常有外食或聚餐的機會，小火鍋其實也是不錯的選擇，只要記得不要使用沙茶醬就好了。先不說沙茶醬有什麼不好，如果你去過較頂級的火鍋店，一定會發現，為了要讓客人能夠嘗到食材的原味，他們是不提供沙茶醬的，可是，吃火鍋真的都不能用沾醬嗎？

答案當然不是。我會**建議用蘿蔔泥、蒜泥、辣椒和蔥、日式醬油來取代沙茶醬**，這些都是很好的沾醬元素。以我自己來說，我通常會把火鍋店裡用來調醬料的蔥抓一把放進湯裡（大約半碗的量），直接放入火鍋湯裡用來烹煮食材，這樣不但湯頭特別香，食材的腥味也會被去除，一舉兩得。

其實，我們往往會被既定的成見給限制住，當火鍋店裡將蔥、香菜、蒜

泥等放在調味料（沾醬）區，再加上大家都是用它們來調製沾醬，於是，大家也自然而然的遺忘了，它們本身就是一種調味料，可以加入任何一種菜餚裡做調味，不一定只能當沾醬。

建議的飲食順序：

先喝湯（以清湯代替濃湯）→多吃深色蔬菜→奶蛋魚肉、黃豆、黑豆、毛豆類，富含優質蛋白質來源的食物→全穀根莖類。

原則二

少油、少鹽、少糖

如果擔心食物太油、太鹹，可以利用桌上的清湯，把太油膩、口味過重的食物先用清湯汆燙過，這個原則很多人知道。有些人會用開水，將每一樣食物「過水」，我倒覺得大可不必，因為這樣一來，很多食物會變得難以入口。難以入口的食物會有人想吃嗎？不會！所以，凡是不能持久的方法，我都不建議。

吃過熱炒或是辦桌菜嗎？那種用大鍋油炒的菜，香酥、爽脆，吃起來口感很好，但你知道嗎？那裡面含進了多少的油脂？你可能會說，很簡單啊，吃肉不吃皮，不要吃肥肉，管它是炸的，還是煎的，油都會被去掉啊！如果你真的這麼以為，那我可以很肯定的告訴你，大錯特錯！

食材裡的油不是那麼簡單就去得掉的。能夠輕鬆被去掉的，根本不是問題，真正可怕的是食物本身或加工品中的「隱藏性油脂」。

那種油是沒有辦法挑得出來的，比如豬腳，看得到肥油，會有警覺性，看得到香腸裡的油花也會有警覺，但看不到油花的熱狗、餅乾、加工品等容易讓我們掉以輕心，添加進去的油脂才是更可怕的。

因為視覺看不到熱狗的油脂，所以我們沒有警覺熱狗比香腸還油，這就是隱藏性油脂。

	香腸40g（約1條）	熱狗50g（約1條）
熱量	138kcal	142kcal
蛋白質	6.8g	6.7g
脂肪	9.8g	**11.3g → 脂肪量更高**
醣類	5.8g	3.8g
膽固醇	23mg	28mg
鈉	431mg	336mg

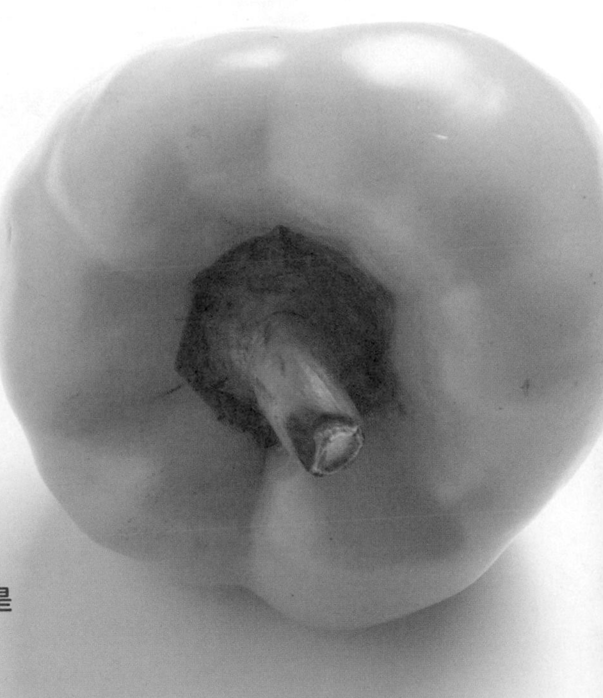

原則三

攝取高纖維（low glycemic load）

我建議大家以全穀根莖類取代精緻的米飯、麵包，只要按照「4321黃金餐盤飲食原則」，每日攝取的天然纖維量一定足夠。

很多人愛吃麵包，理由大概就是為了貪方便，但我真的希望大家能夠**以未加工過的全穀根莖類的食物，像是玉米、地瓜、南瓜等，來取代麵包。**

★ 儘量少吃烘焙類製品，原因有三：

1.烤箱的兩百度的高溫很容易破壞食物的營養素。

2.高溫烘焙的過程和其中的油脂會產生大量的自由基。

3.烘焙類製品會有很多超乎大家想像的添加物。

至於蔬菜，除了我前面說的儘量攝取深色蔬菜這個大原則外，還要牢記**所有的青菜千萬不要勾芡，或淋上滷汁等**。

大家應該還記得，古早時代的喜宴，幾乎沒有一道青菜是不勾芡的，這樣的做法只是增加身體的負擔，對健康或體重管理真是一點好處也沒有。

原則四

勾芡千萬別碰

印象當中，即使是在路邊的小吃攤上點東西吃，就連青菜都會被淋上勾芡的汁，為什麼？因為老闆們想讓燙出來的青菜色澤更亮、更好看，可以引起人的食慾，但其實，淋上那一層勾芡的最主要原因，是為了讓油脂能附著在青菜上面。

當我們大口大口的將淋有勾芡的青菜吃下去的同時，也吃進了不健康的油脂，和精緻、沒有營養的澱粉，因為太白粉等芡粉就是精緻加工過的五穀類。

既然談到了勾芡，就不能不順道提一下這個特殊的料理方式。麵線羹、肉羹等，愛吃的人不少吧，但你知道嗎？羹不但大量的使用勾芡，還加上了很多的調味料及油脂，不但口味重，而且熱量極高。

想要減肥的人，**芡粉本身就是精緻加工的五穀根莖類，甚至比白飯、白麵還易引起血糖的波動，且缺乏豐富的營養素。**

血糖的不穩定造成了脂肪的累積、不代謝，對所有有慢性疾病的人都是負面效益。最主要的是，當我們把羹湯喝完，所有烹調加入的油脂也同時攝取了。

因此，對經常外食的朋友們來說，我會比較建議大家吃清湯類的食物，像是以米粉湯替代米粉羹，燴飯、燴麵、炒飯、炒麵都該拒絕，以此類推，既能吃到想吃的食物，又能不要攝取到多餘的熱量，有什麼不好呢？

原則五

自製滷味

減肥是不是只能吃水煮的、汆燙的？當然不是！這裡要和大家分享一個超簡單，卻又超美味的料理方式。當你忙了一天回家，不需要費力的動鍋動灶，只要有一鍋滷汁，十分鐘之內，保證能有美味又營養的好料理上桌，怎麼做呢？

不會做滷汁？我似乎聽到大家這麼喃喃自語。大家都去過滷味攤吧，買滷味的時候，請老闆多給一點就好了啊，再不然，也可以去超市買現成的滷包回來加點水和醬油，就能煮成一鍋香噴噴的滷汁。自己做當然最好，但如果真的不會自己做，和滷味攤要也不失為一個變通的方法，接下去，你可能又要問我，滷汁能做什麼呢？要怎麼用？

我會**推薦大家用滷汁的最主要原因就是方便，家裡任何的新鮮食材，豆腐、海帶等，只要放進滷汁裡燙一下，熟了就能吃了**。青菜燙好了以後，

TIPS 滷汁滷過肉後，湯很油怎麼辦？

滷過肉的滷汁往往會浮有一層油脂和一點點的肉屑，如果把整鍋的滷汁倒掉，未免有點可惜，那有沒有解決的方法呢？

有的！大家可以先把燙過肉片的滷汁冷凍起來，幾個小時以後，滷汁的表面就會結出一層油來，你只需要將油刮除，再放回爐火上加熱就好了。

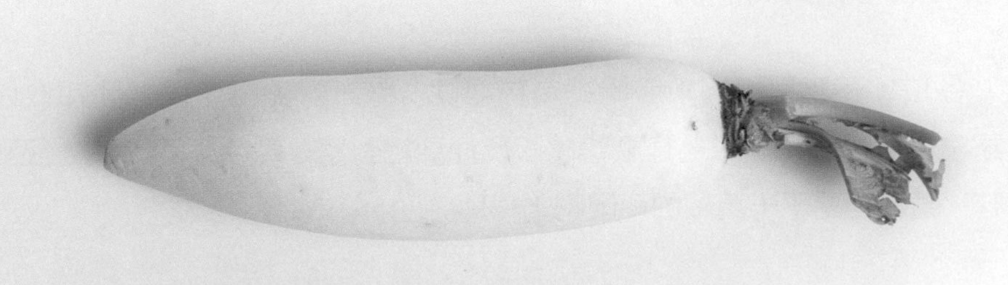

淋上一點蒜、胡椒鹽、小麻香油既能換個口味，也能吃得很幸福。一鍋滷汁，不需要任何烹飪技術，也不需要太多的配料及調味，對每天都很忙碌的上班族們來說，是不是一個天大的福音呢？

但還是要提醒大家，**千萬不要將食材不斷反覆滷，不斷的加熱易產生膽固醇氧化物（COPs），經醫學研究有強烈的細胞毒性，易導致細胞突變，且有致癌性，更明顯的是會促使血管硬化**。因此，建議大家滷好後先撈起，要吃時再加熱，或是在滷汁中加入茶葉、蔥、蒜、洋蔥等，都是很好改善的方法。

原則六

滷肉飯！絕對高脂肪

各位，千萬別吃滷肉飯啊！為什麼呢？你一定覺得奇怪，我都教你居家常備一鍋滷汁了，為什麼滷肉飯反而要絕對禁止呢？拜託，滷肉飯和滷味、滷汁可是千千萬萬的不同啊！

大家有仔細看過滷肉飯上的滷肉嗎？有的是俗稱的三層肉，有的幾乎全是肥油，用這種肉去滷成滷汁，再淋在飯上，那是何其油啊！

事實上，滷肉飯是很平民化的一道料理，因為肥油不用錢，用肥油加一點醬油去熬成一鍋汁來配飯，熱量夠了，而且，有脂肪就會香，不過和直接拿油拌飯沒有什麼兩樣。這時，**你可選擇雞肉飯而非滷肉飯，這就是我常提到的相對健康的概念**。

那我改吃肉燥飯好不好呢？不可否認的，肉燥飯是真的比滷肉飯好上那麼一點點，但是它的汁同樣也是非常油啊！你怎麼能放心的大口大口吃呢？我的建議就是**不要吃加了味道的飯最好，因為有味道的飯吃起來肯定超量**。

原則七

日式比中式料理好，中式料理又比西式料理好

減肥的人不能去應酬嗎？當然可以！你絕對不用因為「在減肥」這件事而封閉自己，不應酬、不交際、不參加任何朋友的聚會，這樣只會讓自己不開心、不快樂而已，我來教大家聰明的應酬法吧。

要想聰明的應酬，應酬的場合是很重要的一環。如果你可以決定應酬的場合，日式的絕對比中式的好；中式又比西式的好。不管哪一式，唯一比較會有問題的是要吻合「4321黃金餐盤飲食原則」。

蔬菜的量不夠，怎麼辦？要解決這個問題其實也不難，只需要加點深色蔬菜就好，只是，在加點的時候還是必須要特別注意，像是涼拌的青菜、蘆筍或是清炒蔬菜也行，但**可別加點日式炸物的蔬菜或是淋過肉燥的青菜，以免吃進的不是健康，而是令人不健康的油脂**。

我有一些應酬很多的朋友，大家一聽到應酬，最先浮現的一定是那一盤又一盤又油又香的菜吧？但我告訴你，這真的不是應酬文化中最可怕的，最可怕的是在什麼都還沒有吃以前，酒就先上來了，甚至整場應酬下來，菜倒是沒吃幾口，酒反而喝得暴多，這樣會健康嗎？當然不會！連腸胃的狀況都受損。

你可能會告訴我：這也沒辦法啊，應酬嘛！如果你真的這麼以為，那就真的大錯特錯了，人的習慣是可以被養成的。

回想一下，我們現在的許多習慣，不也是從小到大慢慢養成的嗎？那為什麼應酬的文化和習慣卻覺得不能改呢？

所以很多VIP接受我的建議，**在應酬之前，先請祕書買來兩等份深色的蔬菜，把該餐需要的蔬菜先吃了才去應酬**，至少不會空腹飲酒，而且有了蔬菜做底，那些過油、過鹹的食物自然就不會吃太多了。

Point

蔬菜好吃又不油膩的方法，像鹹水雞攤的方式，就相對健康。大家在家也可以自己做汆燙過的蔬菜，加點小麻香油、白胡椒鹽。如果不嫌麻煩，可以再加點蔥、蒜拌一拌就更可口了。因為我覺得加醬油太鹹，又不可口。

原則八

炸物不能吃？

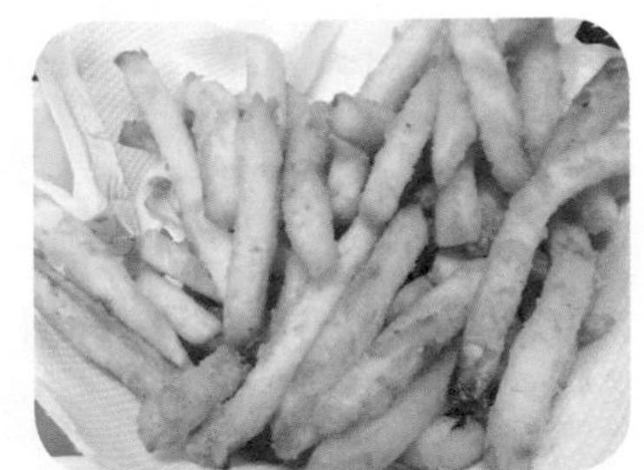

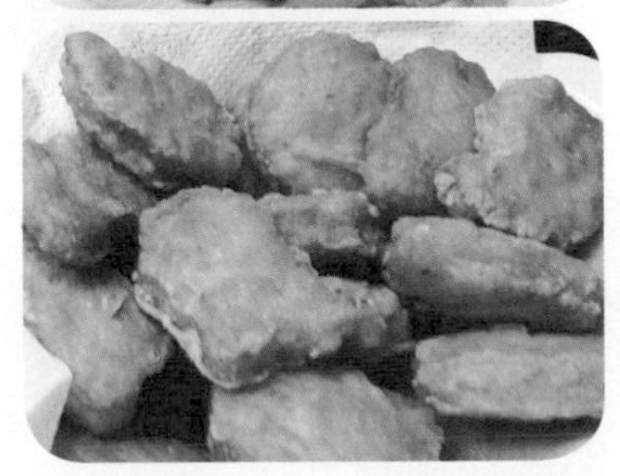

偶爾吃點炸物真的不會怎麼樣。油炸最大的問題不是熱量，而是業者使用的大多是回鍋油。

回鍋油中會有很多自由基和致癌物質，不但讓你老得快，也同時在摧毀健康。我們可以拿日式的炸物和路邊鹽酥雞類攤販的油來做個比較，路邊攤的油往往一用再用，油在反覆的使用下，早已經變質，附在食物上吃下肚，怎麼可能健康呢？

但日式的炸物或在家裡炸點東西的差別在於選擇適合油炸的油品，另外，會對油溫也較為注重，以免油變質。更重要的是，我們不會使用回鍋油，但我們看一下炸雞排、鹹酥雞的油，大多已是褐色，而且有些甚至還會冒泡呢。

如果非得選擇中式料理作為應酬的場合時，怎麼辦？別擔心，你可以和業者商量，改變上菜的順序，讓深色蔬菜先上。

我和大家說，當一個人肚子餓的時候，即使再愛吃肉的人，看到眼前的青菜，也會先吃一點，墊一墊肚子，所以，只要別讓冷盤或是高油脂的食物先上，這樣也能夠避免身體攝入過多的油脂。

此外，你也可以請老闆先上較沒有油脂的菜，像是清雞湯、清蒸的魚、白斬雞等，當這些菜上完、吃完，大約也飽了有六、七分了，相信這時也沒有太多的容量能夠裝載那些不健康的油炸食物了。

改變上菜的順序，控制飲食，聚餐又何必「忍」得那麼辛苦呢？

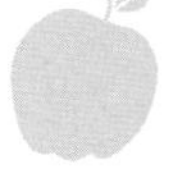

要有相對健康的概念

你可以好好過生活的，只要願意改變一下原本的習慣。舉例來說，我們在外面的小吃攤點的燙青菜，平常老闆一定狠狠的淋上一大勺的滷肉汁，可是，那一勺的滷肉汁可就是肥胖的來源啊，如果換成鹹水雞蔬菜的處理方法，加上一些蔥、蒜、胡椒鹽，又會健康一些，而且，如此一來，不僅能吃到青菜本身的甜香味，也不會吃進多餘的油脂。

可是，這樣很乾耶！我聽到有人這麼吶喊著。沒關係，我說過，減肥沒有必要過得像苦行僧，所以，如果你覺得青菜只燙過吃，會澀澀、乾乾的，那我們適量的加一點香麻油，這樣也能很美味的。

只要大家從現在開始，**下一餐吃得比上一餐健康；今天吃得比昨天健康**，累積的改變所帶來的成果，絕對會讓你驚豔的。

TIPS

吃天然的食物，不要碰任何加工品，就已經成功一半

天然食物富含各種營養素，對新陳代謝有幫助，而加工品中所添加的種種化學成分，得消耗身體內的營養素才能夠排出體外。**只吃能看到食物原貌的飲食，保證健康問題少一半。**

減肥也可以吃火鍋？！
吃的順序對了，又可以更健康。

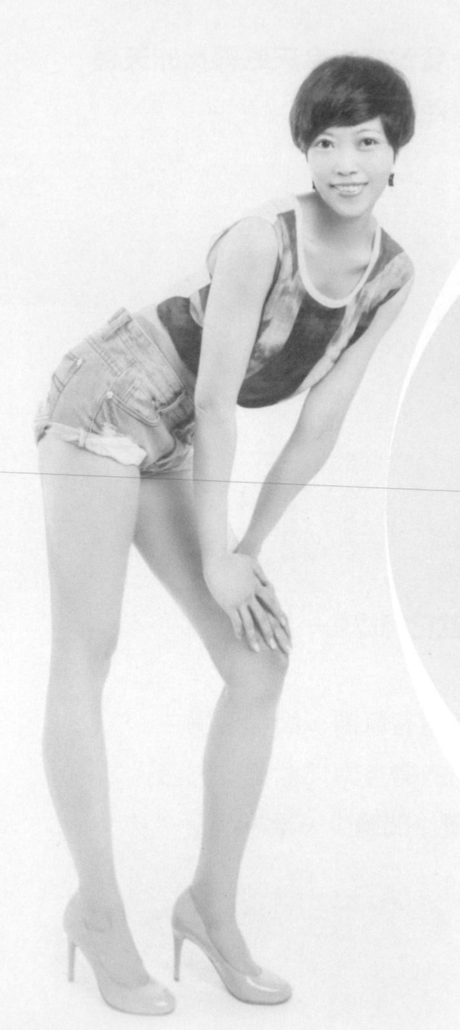

1 先把所有的蔬菜燙完、吃完。

吃火鍋時，如果你先把所有的蔬菜燙完、吃完，再開始吃肉和主食，即便是你吃的分量都一樣，沒有少吃什麼，但因為有這些高纖維的食材先到你的腸胃中打底，會干擾碳水化合物和油脂的吸收，對減肥自然很有幫助。

2 把飯、麵、冬粉換成全穀根莖類食物。

以我自己來說，我還挺喜歡吃小火鍋的，當我們點了某一種小火鍋以後，老闆一定會問我們：飯？麵？還是冬粉？有的甚至是滷肉飯？我通常會換成玉米或南瓜、芋頭等天然的全穀根莖類食物。

3 請老闆將加工品配料換成豆腐。

火鍋除了青菜（一般是高麗菜和幾片的綠色蔬菜）外，還會有眾多加工品，像是鑫鑫腸、各式丸子、餃子等，我的方式也一樣，將所有的加工品配料和老闆換豆腐。

就算老闆不換，我也不會吃加工品。千萬別為了省點小錢，或是不想「浪費食材」，而選擇「浪費健康」。只要掌握不吃加工品的原則，保證你這輩子已經健康一半了。

TIPS

☆ 光吃蔬菜也是不對的

臨床經驗中，會發現很多人為了管理健康，特別是女性朋友，有些人明明食量不大，為了減肥，用餐時卻會先塞下很多蔬菜，之後便什麼也吃不下了，這種飲食方式也是不對的。

在兩個月的健康管理過程中，透過每週的觀察，如果量測他們的肌肉維持不住，我會建議他們先吃優質蛋白質來源食物，例如先吃魚、豆腐，再吃較扎實的深綠、紅黃的蔬菜（而不是蓬鬆的葉菜類）。選擇扎實的蔬菜吃，對食量小的人，才容易吃進充足的營養素。

☆ 選擇食物的原則

當季天然、不經加工的食材含多種所需營養素，不但物美價廉，而且還可以促進健康，又多是新鮮、天然、原味，適合每天選用。

避免各種高度加工的食品，比如糖果、餅乾、麵包、飲料、加工製品（香腸、臘肉、火腿等）。

另外，還要特別提醒大家的是，所有直接喝起來會甜甜的飲料，是最易造成脂肪堆積，是讓脂肪不代謝的「重刑犯」喔。

我一直建議大家，「4321黃金餐盤飲食原則」一餐的四等份，千萬不要拆開來吃，當然，如果情況真的不許可，你可能在午餐時，先吃了飯和肉，下午是不是該補個青菜？

這樣的吃法，雖然表面上看起來，所有的營養分似乎都補足了，但是如果能一起吃，其實更好。誠如前面我們說的，因為先吃進去的高纖維能干擾後來吃進去的醣分和油脂的吸收，如此一來，身體便會少了許多負擔，而營養素也足夠，這才是最正確的飲食方法啊！

食物大解密——正確的認識食物，才知如何挑選

什麼能吃？什麼不能吃？哪些食物含有多少熱量？多少蛋白質？多少脂肪？又含了哪些營養素？重要嗎？很重要。**不管是不是在減肥，學會看食物的營養成分標示表是一定要的。**

舉例來說，橘子汽水裡有含橘子嗎？當然沒有。如果你學會看成分標示，你就一定會發現，它裡面沒有含橘子，只有食用色素的代號而已。

但，該怎麼看呢？記得，不要只看總熱量，一般來說，越是垃圾食物，它所標示的每份單位越小，以洋芋片為例，通常會標示「本包裝含4份，每份含……」，所以，如果一次會吃掉一整盒的洋芋片，你就必須將熱量乘以4份，比如，一份的熱量是90Kcal，那乘以4的結果，就是吃進了360Kcal的熱量。

除了看熱量，還要記得看脂肪的含量。營樣成份怎麼換算成熱量呢？

一公克的蛋白質和碳水化合物皆乘以4大卡，1公克的脂肪乘以9大卡，所以，如果有3公克的油，就有27大卡的熱量會被吃進身體裡。

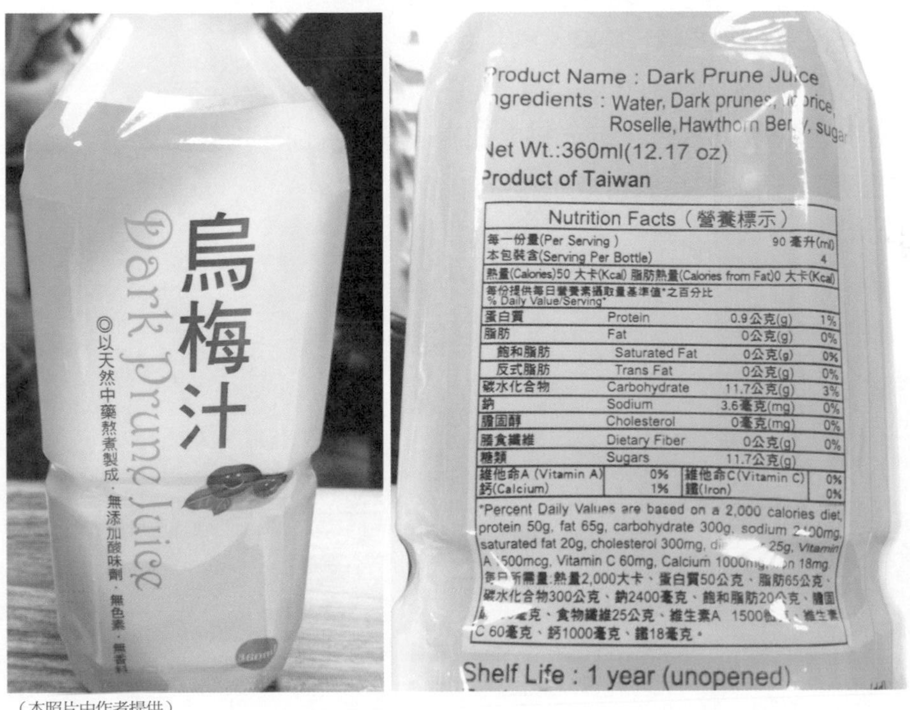

（本照片由作者提供）

一般很多消費者看到瓶子正面無添加……就會放心的飲用，但還有要關注的喔！

例如，請注意上頁這瓶飲料的營養標示，一份是90毫升，50Kcal，但小小一瓶360毫升，等於4份，一瓶喝完200Kcal，約相當於3/4碗飯的熱量喔！而且一份內含11.7g的糖，一瓶就有47g的糖，這表示一瓶喝完，就相當於吃下9顆半的方糖，夠驚人吧！

當我們學會讀懂營養標示，就會知道很多食品的陷阱了，就也是幫了自己的健康一個大忙！一起作個聰明的消費者。

食物分類搞清楚，才能真正吃對「4321黃金盤飲食原則」

首先必須瞭解食物正確的分類。

看起來很難記嗎？別擔心，行政院衛生署出版過一本《台灣常見食品營養圖鑑》，裡面就把我們平日裡常吃的食物一一做了詳細的分析與分類，對有心想要做好健康管理的人來說，這還真的是一本居家常備寶典呢。

以下，我挑了幾樣我們平常較常接觸的食物做分析比較，讓大家更了解如何利用這本圖鑑聰明的挑選對的，才知如何正確的吃出4321黃金盤飲食原則。

食物分六大類，分別是五穀根莖類；蔬菜類；水果類；蛋、魚、肉、黃豆、黑豆、毛豆類；奶類；油糖鹽酒精

五穀根莖類

圖中這些五穀根莖類，它們的熱量大致相同，約70大卡，但飽足感其實差異很大。
所以，與其吃白飯、麵，不如選燕麥，以及南瓜，不但更有營養價值，也不用挨餓。

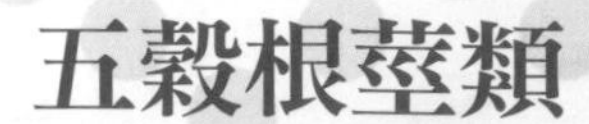

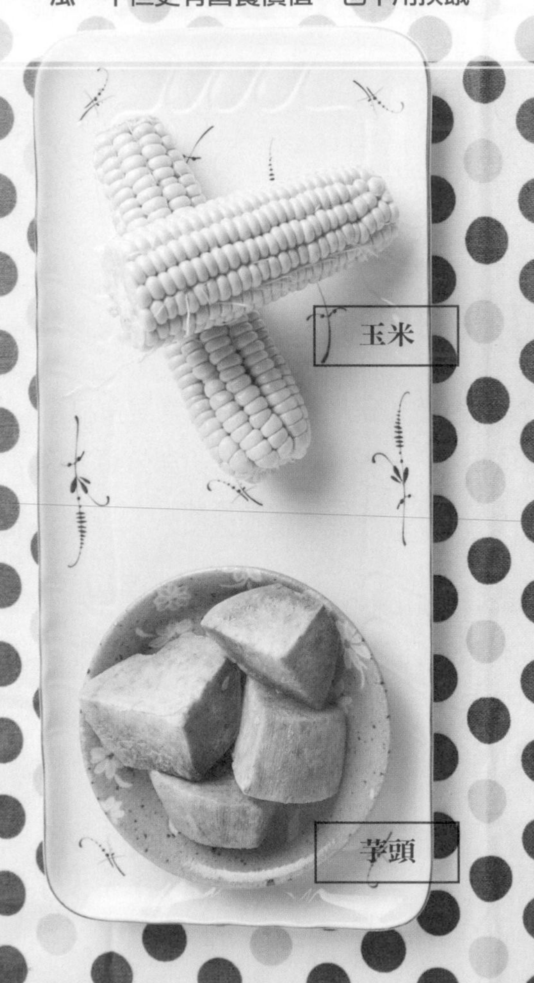

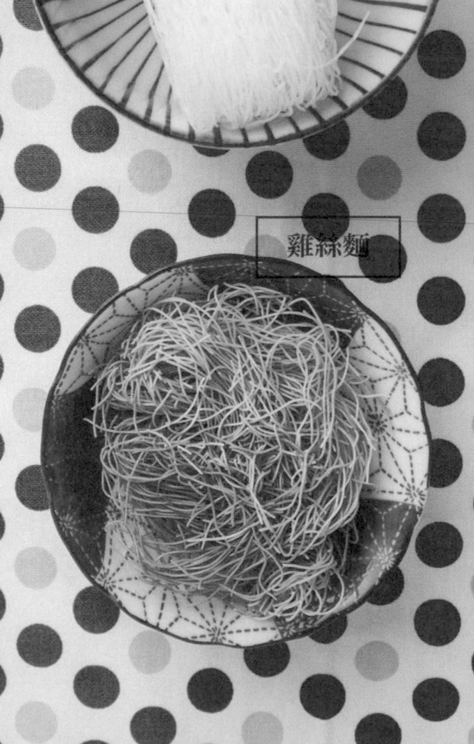

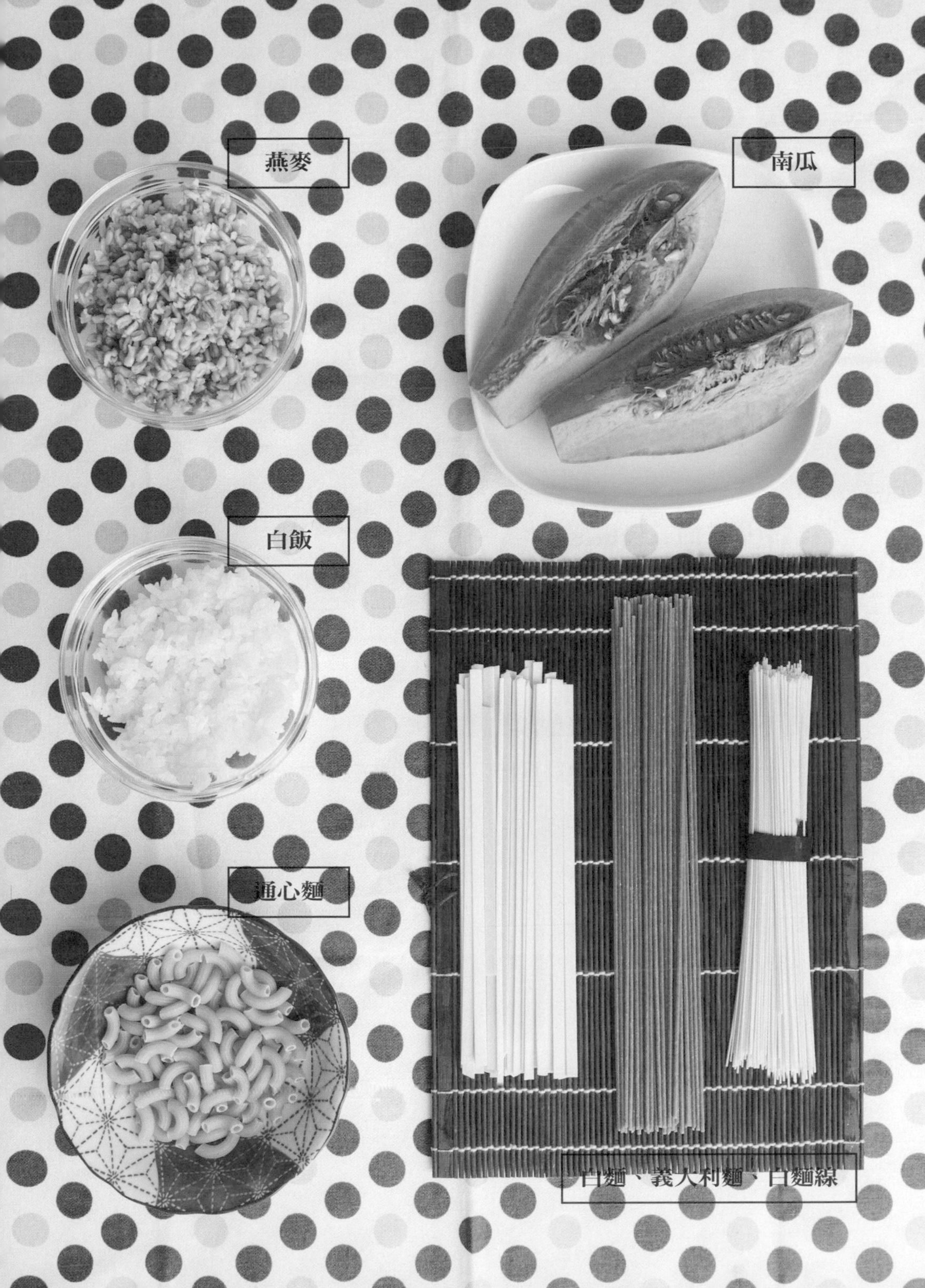
燕麥
南瓜
白飯
通心麵
白麵、義大利麵、白麵線

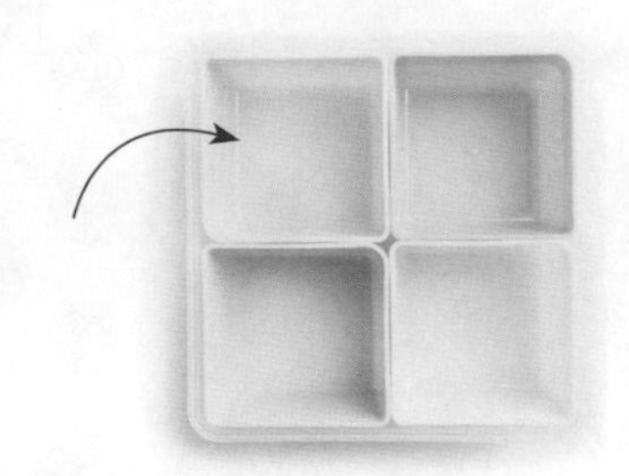

五穀根莖類

・非精緻的全穀根莖類 勝

地瓜、馬鈴薯、蓮子、蓮藕、薏仁、紅豆、綠豆、玉米、山藥、花豆、燕麥、南瓜、芋頭、豌豆仁、菱角、皇帝豆、栗子。

・精緻加工的五穀根莖類：

白飯、麵條、冬粉、米苔目、饅頭、年糕、蘿蔔糕、豬血糕、義大利麵條、小湯圓、水餃皮、潤餅皮、餛飩皮。

・更不應該碰的五穀根莖類加工品：

雞絲麵、麵包、土司、蘇打餅乾、小湯圓、泡麵、油條、燒餅、蛋糕。

從照片中大家發現了嗎？選擇未精緻的全穀根莖類，不但分量大，且營養足。

選對食物真的很重要！在「4321黃金餐盤飲食原則」裡，我們請大家盡量吃「全」穀根莖類，而非五穀根莖，更不要碰加工品。

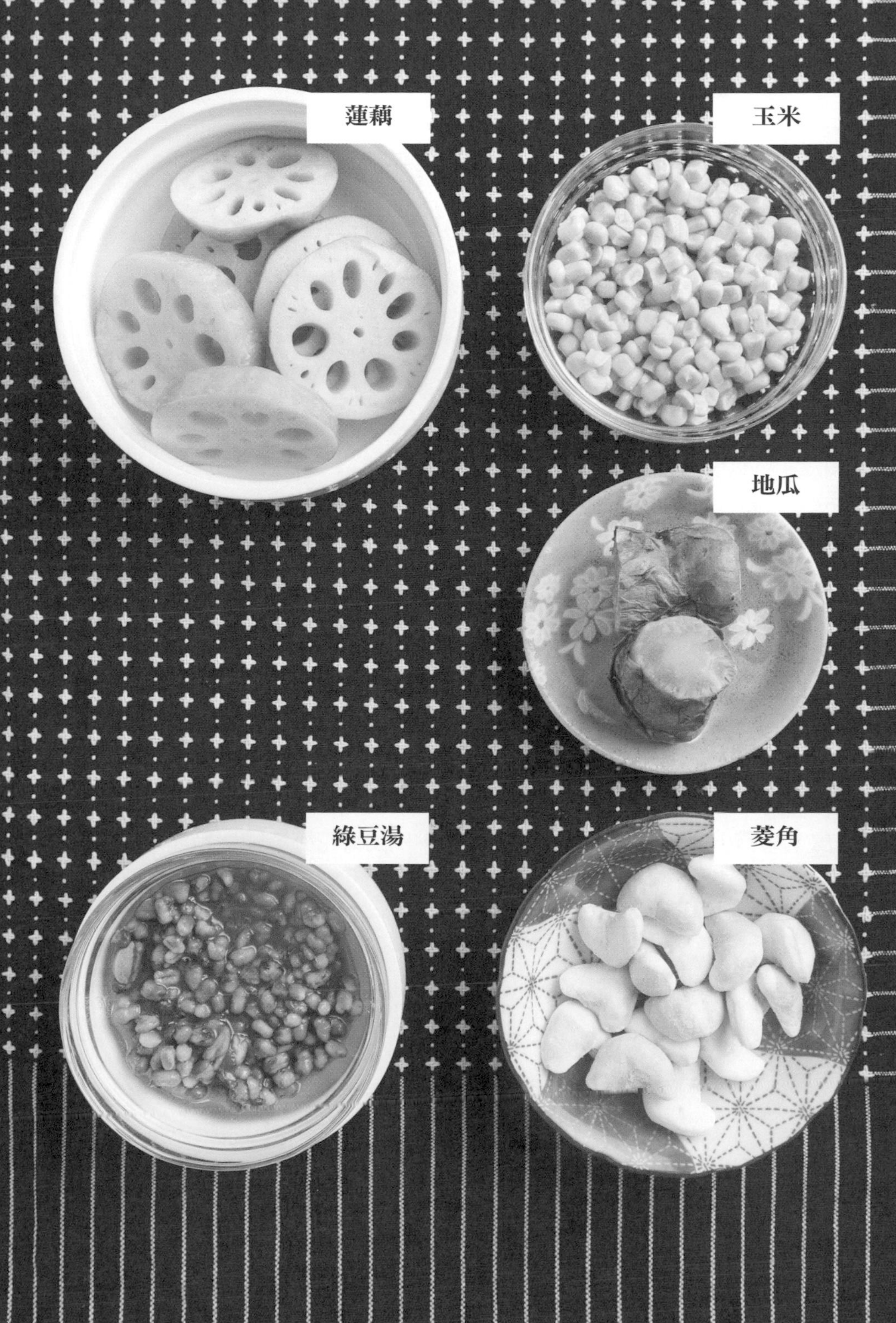
蓮藕
玉米
地瓜
綠豆湯
菱角

蔬菜類（如圖所示，這些都是一份，一餐選2種）

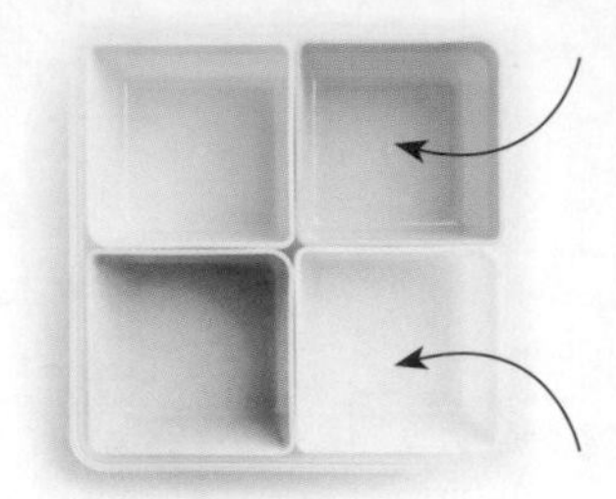

・深綠、紅、黃蔬菜：

菠菜、莧菜、秋葵、空心菜、紅鳳菜、青江菜、茼蒿、青椒、青花菜、大番茄、蘆筍、玉米筍、海帶、木耳、紅椒、黃椒、紅蘿蔔、絲瓜、洋蔥、四季豆、甜豌豆

・淺色蔬菜：

高麗菜、豆芽、竹筍、冬瓜、白蘿蔔、牛蒡、香菇、洋菇、金針菇、白花椰

從圖片可看出，若需較大飽足感的，可挑葉菜類。食量小的人，就選扎實、體積小，但營養密度高的蔬菜類，例如青花椰菜、牛番茄、秋葵、小黃瓜等。

蔬菜類

圖片中的蔬菜類，它們的熱量都相同，約12.5大卡。
深色蔬菜有不可取代的營養。

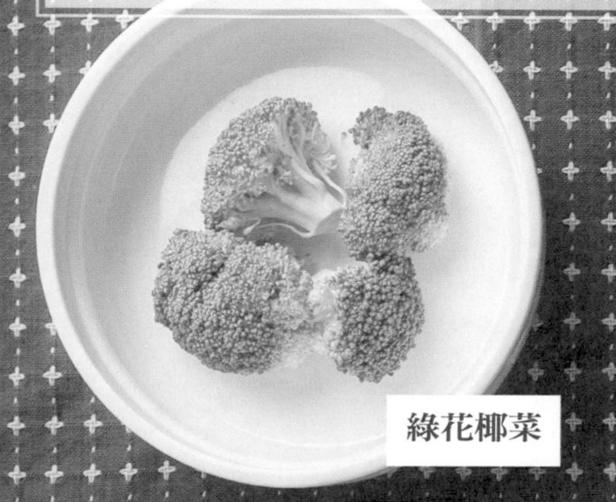

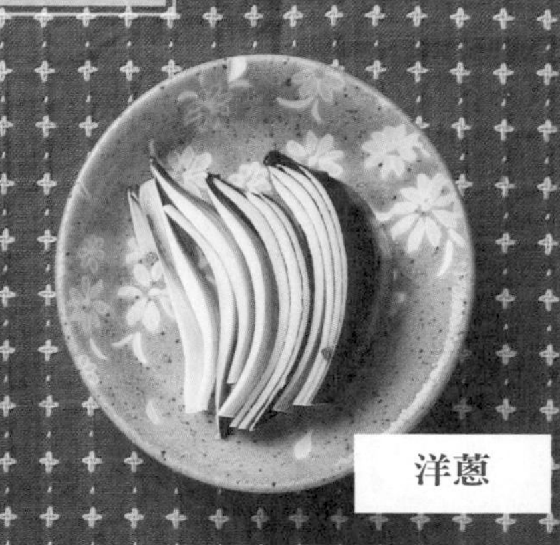

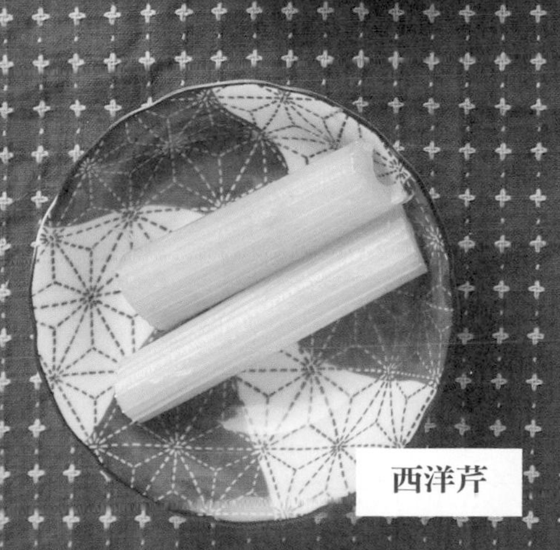

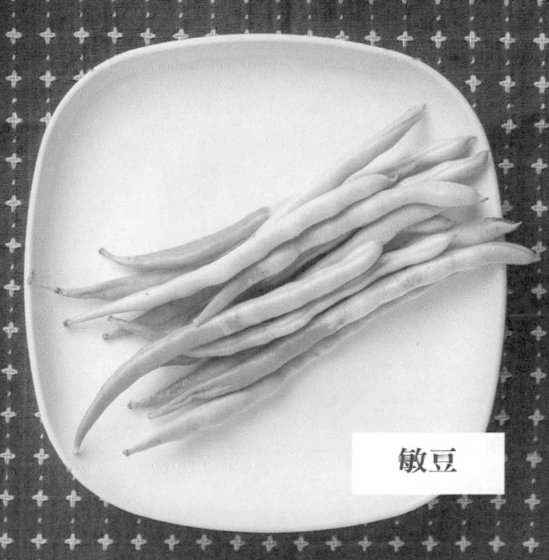

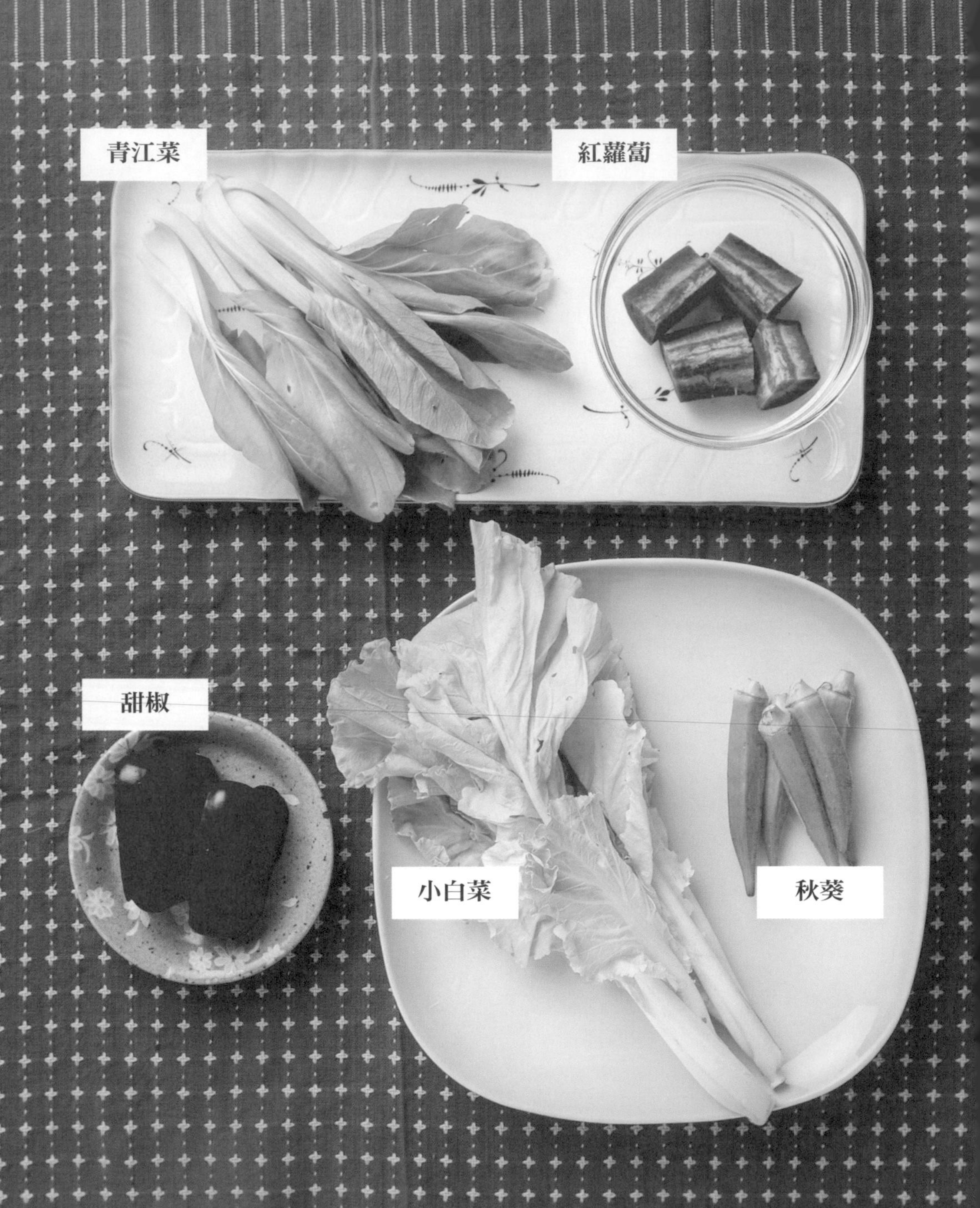
青江菜
紅蘿蔔
甜椒
小白菜
秋葵

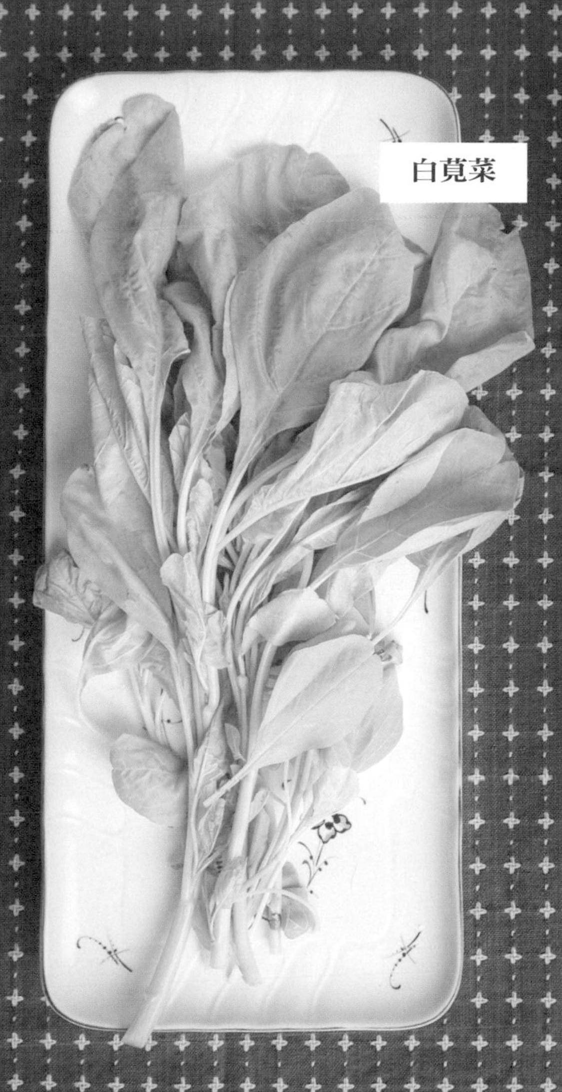
白莧菜

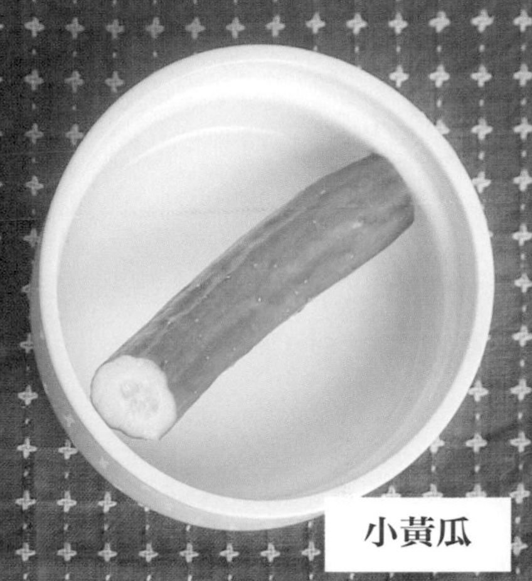
小黃瓜

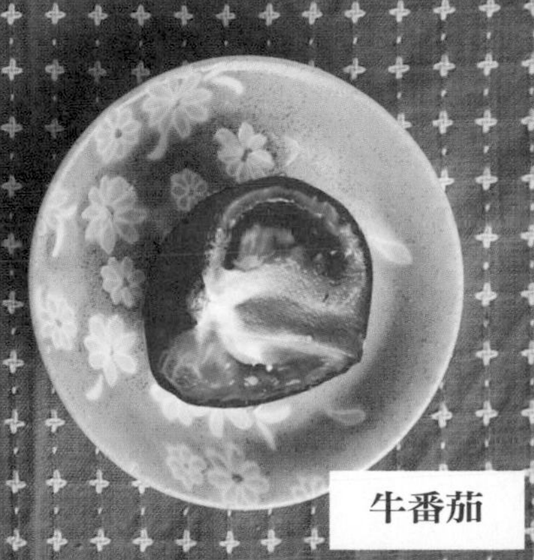
牛番茄

水果類

橘子、番石榴、草莓、聖女番茄、柚子、棗子、蓮霧、楊桃、梨、桃子、櫻桃、奇異果

・**高糖分、低纖維、高熱量水果：**（不建議經常攝取）

香蕉、木瓜、芒果、鳳梨、美濃瓜、哈密瓜、西瓜、荔枝、龍眼、山竹、榴槤、釋迦、葡萄

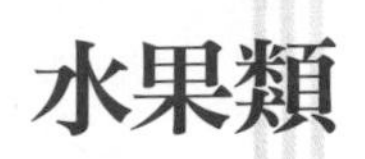

水果類

圖片中這些水果都是一份。在「4321黃金餐盤飲食原則」中，三餐都要有一份水果。但必須留意甜度高的水果，如香蕉，2/3條就等於3個百香果，也等於1個半的奇異果。

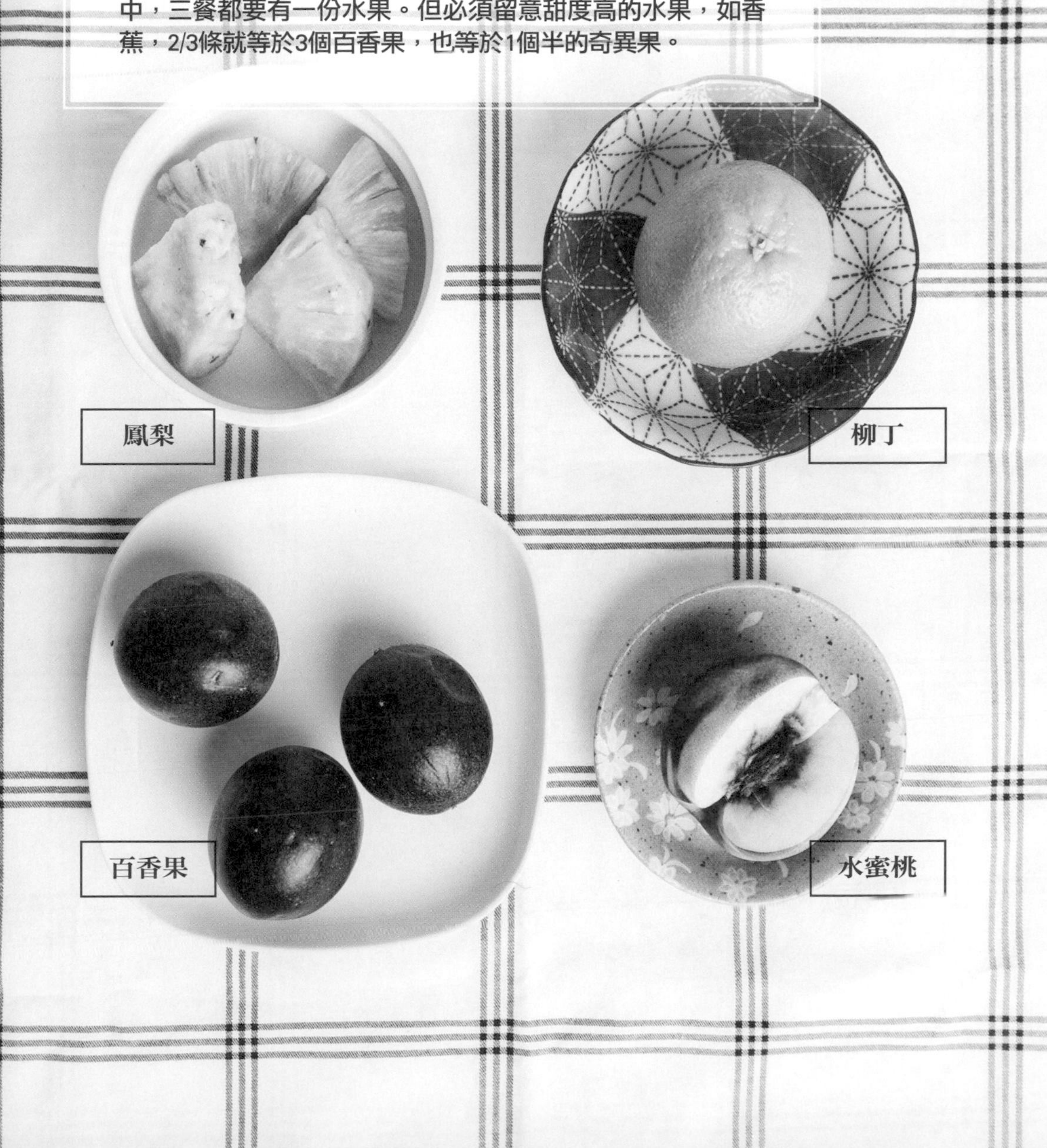

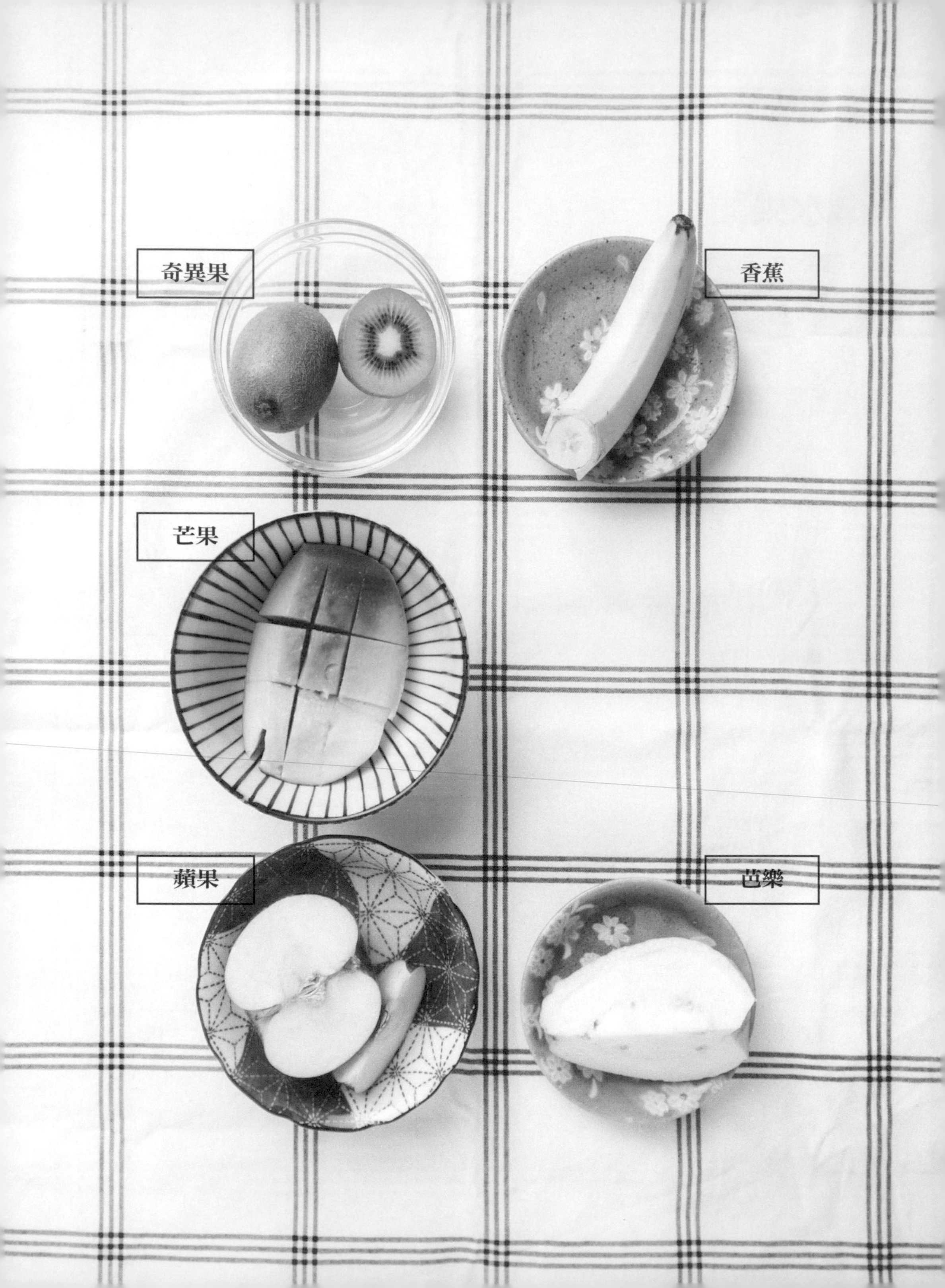
奇異果
香蕉
芒果
蘋果
芭樂

奶類

牛奶、羊奶、優酪乳、起司、優格

油糖鹽酒精類：

・油脂類：

各式堅果、芝麻、瓜子、油脂、鮮奶油、動／植物奶油、沙拉醬、奶精、奶球、冰淇淋、沙茶醬

・糖：

果糖、蜂蜜、冰糖、各種含糖飲料、果醬、巧克力、糖果

・鹽：

番茄醬、醬油、烏醋等各種調味醬料

・酒精：

各種酒類

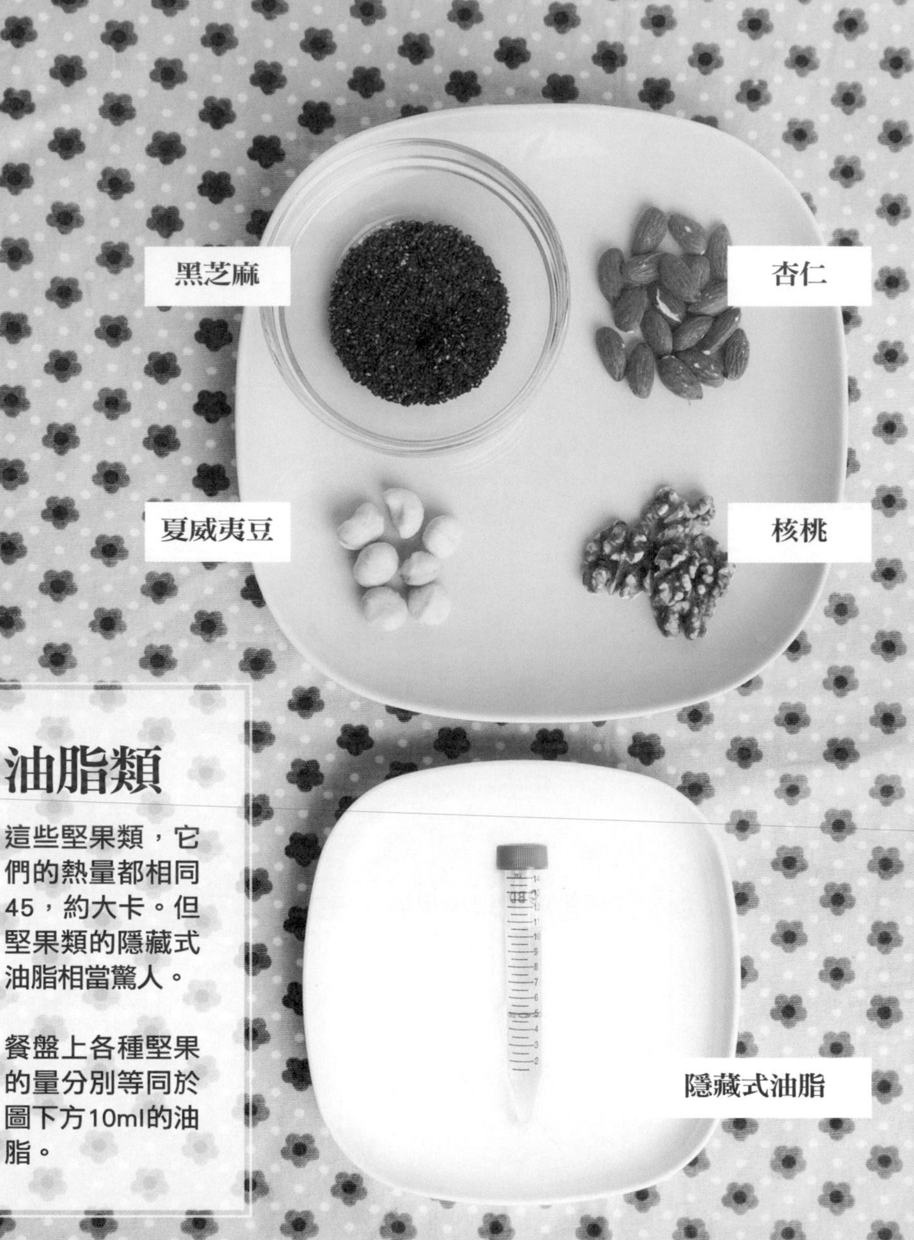

油脂類

這些堅果類，它們的熱量都相同45，約大卡。但堅果類的隱藏式油脂相當驚人。

餐盤上各種堅果的量分別等同於圖下方10ml的油脂。

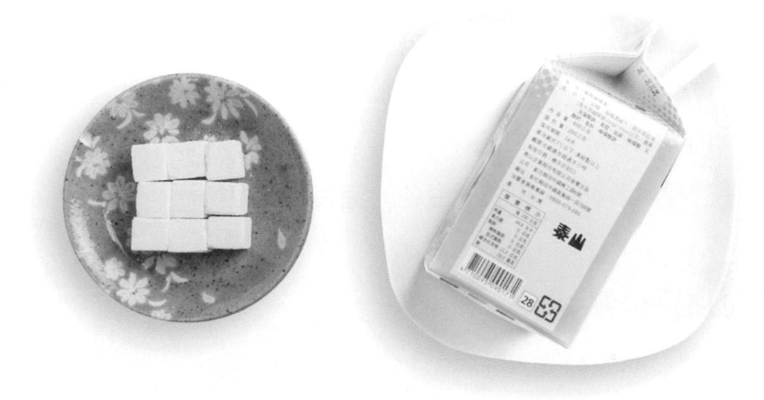

・這樣一瓶市售的飲料就有9顆方糖的糖分。

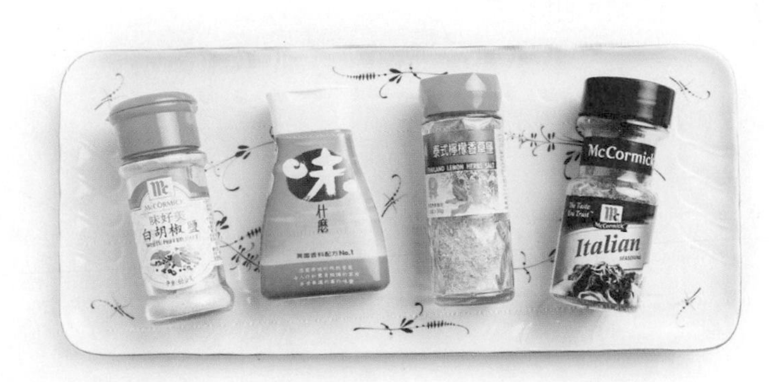

・想吃得美味，可以多利用這樣的調味品，熱量不高又不會對身體造成多餘的負擔。

蛋魚肉、黃豆、黑豆、毛豆類

・優質蛋白質來源：

蛋、豆腐、黃豆、魚、豆漿、豆乾、毛豆、黑豆

・其他蛋白質來源：

高脂魚：秋刀魚、鱈魚、鮭魚

蚵仔、蝦、蟹、文蛤、章魚、花枝、牛肉、豬肉、雞肉、鴨肉、鵝肉

・劣質蛋白質來源：

漢堡肉、雞塊、熱狗、香腸、培根、火腿、素火腿、素肉、臘肉、肉鬆、各種丸子、餃類、甜不辣

蛋魚肉黃豆、黑豆、毛豆類

圖片中的這些份量都可提供身體7公克的蛋白質來源，但有些分量很少，熱量卻高得驚人。如果不想在獲取身體所需的蛋白質時，卻同時吃下大量脂肪、熱量，就要懂得挑選。

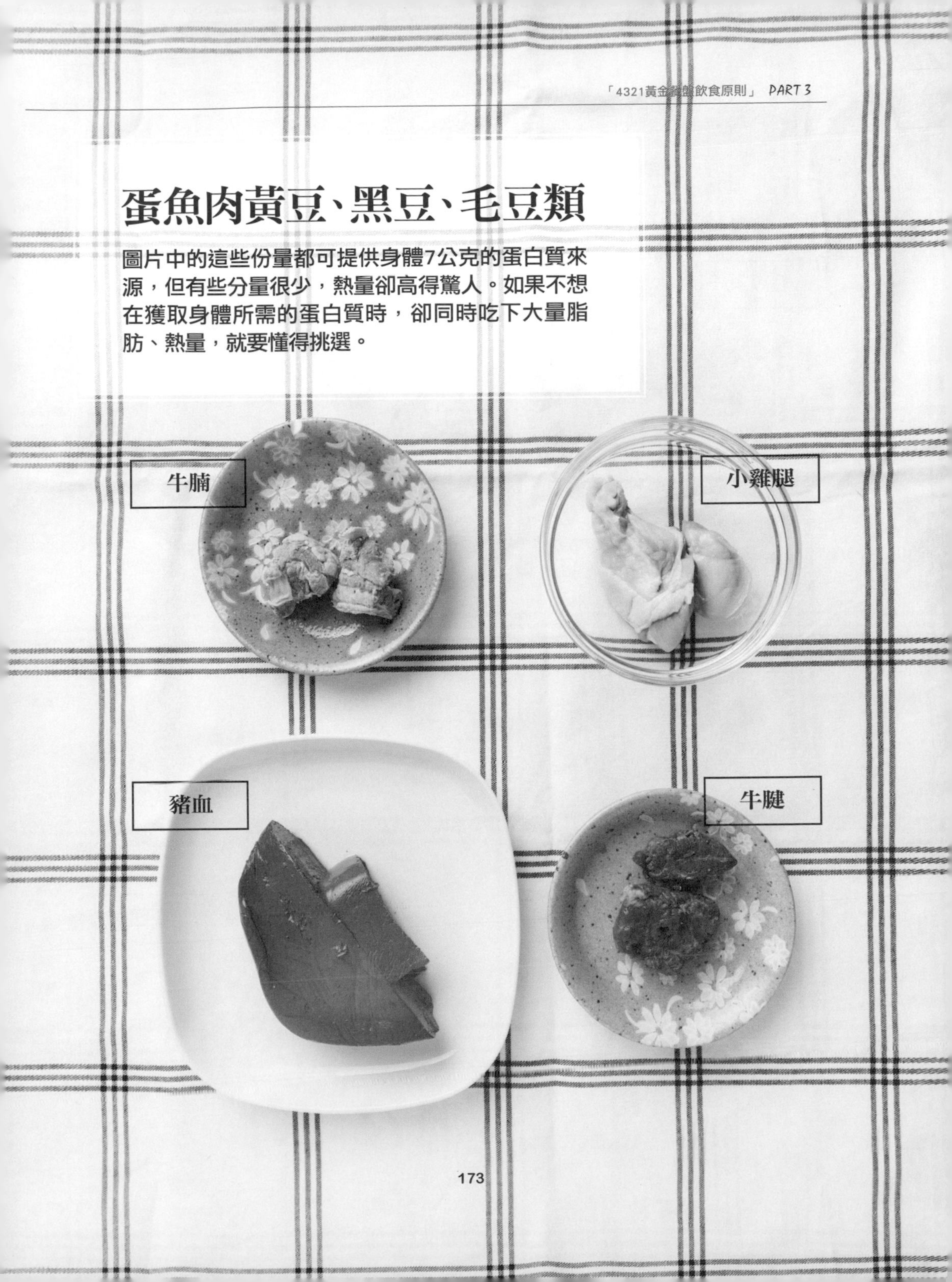

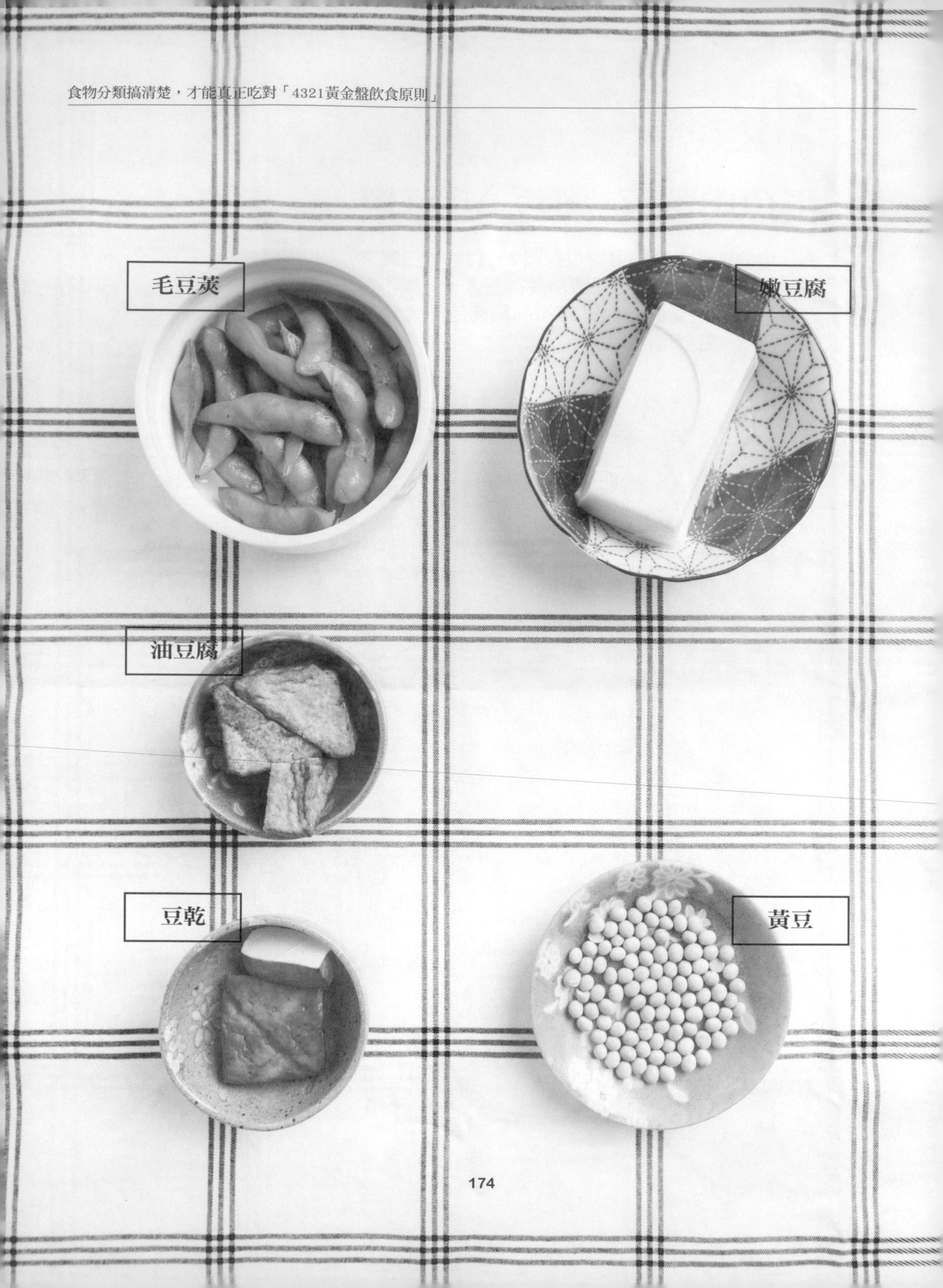
毛豆莢
嫩豆腐
油豆腐
豆乾
黃豆

瞭解餐點的熱量及營養素的比例

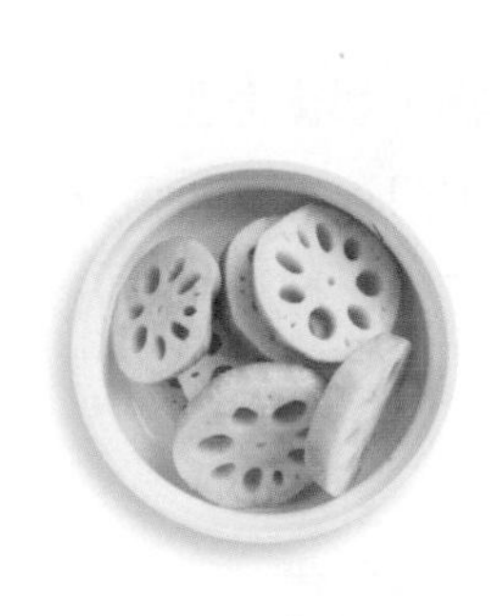

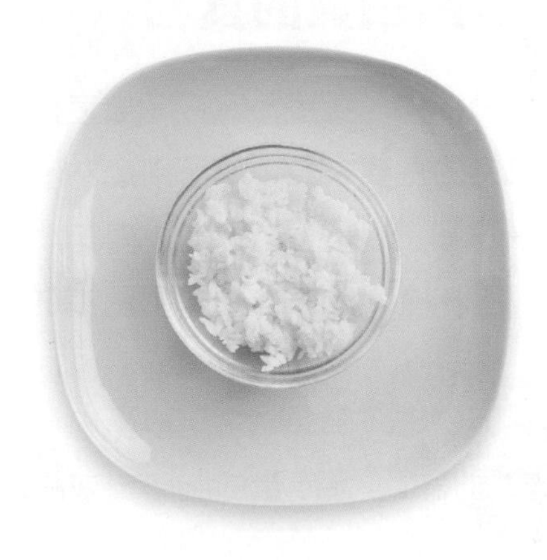

分類食物為什麼重要？因為分錯類就會吃錯比例，譬如，錯把玉米當蔬菜吃，玉米應該是全穀根莖類！結果吃了玉米又吃飯，在「4321黃金餐盤飲食法則中」，就失衡了。少了一等份蔬菜，全穀根莖類卻又吃了兩等份！

喝蓮藕湯就不應該再吃白飯，因為蓮藕和飯是同一類（五穀根莖類）。

把毛豆（和奶、蛋、魚、肉、黃豆屬同一類）誤以為是蔬菜或是誤以為和皇帝豆（全穀根莖類）同一類，這樣4321的餐盤位置就會放錯位置，比例就失衡囉！

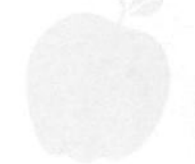

富含蛋白質的食物

奶、蛋、魚、肉、黃豆、黑豆、毛豆類食物，都富含蛋白質。**蛋白質是人體合成肌肉的主要來源**，但可別以為蛋白質只存在蛋裡面，很多食材裡也都含有蛋白質，只是含量的多少而已。接下來，我們就來比較看看，讓大家知道，哪一種食物是提供優質蛋白質的來源。

何謂優質的蛋白質來源呢？構成蛋白質的人體所需之必需胺基酸種類豐富，且不會同時攝取進高量的脂肪，或膽固醇與熱量，就是優質的蛋白質來源。

	棒棒腿60g（1隻）	三節翅80g（1隻）
熱量	84kcal	180kcal
蛋白質	11.1g	14.8g
脂肪	**4.2g** 勝	**12.8g**
醣類	0.1g	0g
膽固醇	48mg	76mg

由以上我們可以算出，如果我們一餐吃掉一整隻棒棒腿，熱量就是84Kcal，一整隻的三節翅則是180Kcal的熱量。

其中，來自脂肪的含量，棒棒腿是37.8kcal（脂肪乘9大卡等於熱量）；三節翅則有115.2kcal（脂肪乘9大卡等於熱量），那麼，一隻三節翅竟就有超過兩隻半的棒棒腿的熱量，含油量則是棒棒腿的三倍之多，而且，雞翅沒有辦法去皮吃，所以，**寧願吃兩隻腿也好過一隻三節翅來得有飽足感，且又有足量的蛋白質，且還可以去皮吃，脂肪的攝取都會大大降低。**

接著，我們來看看肉品的不同部位，一樣差很大。

	牛腩45g	牛腱25g（生重35g）	牛小排60g
熱量	149kcal	43kcal	234kcal
蛋白質	6.7g	7.2g	7.0g
脂肪	**13.3g**	**1.4g** 勝	**22.6g**
醣類	0.1g	0g	0g
膽固醇	29mg	23mg	40mg
醇鐵	1.04mg	1.03mg	0.7mg

各位可以看到，同樣提供7公克左右的蛋白質，牛腩的脂肪含量是13.3g，牛腱只有1.4g，而牛小排的脂肪含量更高達22.6g。

換句話說，如果我們選擇的食物，它的脂肪含量是其他食物的十幾倍，甚至幾十倍，這樣下來，要不胖，有可能嗎？這也就是所謂食物中的隱藏性油脂。

更何況如果我們在餐廳點牛小排來吃，一份餐點不會只有一塊牛小排，而是有兩到三片，那麼，你雖然攝取了14g的蛋白質，卻同時也攝取了45g-67g的脂肪。如果是牛腩呢？一碗牛腩麵通常有兩到三塊牛腩。換句話說，一次就吃進了26-40g的脂肪，這約50g的油，大約就有2/3瓶多多體積的油，很可怕吧，這就是我前面提過的「隱藏性油脂」，怎麼能不小心呢？

豬肉也是同樣的道理，與其吃**梅花肉、五花肉，不如挑腱子肉來吃**。選擇比努力更重要啊！

再來，黃豆類製品也是我們優質蛋白質的主要來源之一，但也不是隨便吃就行的，以五香豆乾和我們在超市購買的盒裝嫩豆腐來比較，同樣的蛋白質含量，差不多的熱量和脂肪，但五香豆乾你只能吃一片，對食量大一點的人來說，量顯然有點不夠，換成嫩豆腐卻已經能夠吃到半盒，所以如果你用半盒嫩豆腐煮成蔬菜豆腐湯，是不是已經有足夠的飽足感了呢？

因此，**食量小又要有足夠的優質蛋白質來源的，就可以選擇豆乾，需要飽足感的，就要選擇豆腐**，至於**蘭花干、百頁豆腐，則是萬萬不能選的，尤其是百頁豆腐，它的含油量極高**。

	五香豆乾35g（一片）	豆腐140g（半盒）勝
熱量	67kcal	72kcal
蛋白質	6.7g	6.9g
脂肪	**3.4g**	**3.7g**
醣類	2.5g	2.7g
膳食纖維	0.8g	1.1g
鈉	156mg	45mg
磷	102mg	102mg

攝取黃豆製品的好處還不只是優質蛋白質一項而已，黃豆含有多元不飽和脂肪酸，有人體必需脂肪酸和亞麻油酸，所以我都建議，**就算是葷食者，每餐除了蛋、魚、肉一項外，一定還要有優質的植物性富含蛋白質的食物，例如黃豆、黑豆、毛豆類製品**。

丟掉錯過時的觀念

可是，吃黃豆類製品對某些人來說，是擔心多過開心的，因為他們可能會擔心尿酸的問題，認為一旦吃了黃豆製品，包含豆乾、豆腐或豆漿，就很容易引發痛風，但其實在幾年前，美國心臟內科醫學會就已經為很多過去以為會導致痛風（尿酸）的食物平反了。

目前的科學臨床研究，尿酸者真正的禁忌是飲酒、高湯、內臟等食物，且在我的臨床經驗中，有痛風體質的人，只要碰酒精就一定發作，因為酒精會代謝成乳酸，競爭尿酸的排出，所以與其飲食千般小心，還不如戒酒來得實際些。

就連台灣衛生署2006年底也修正了所謂「普林」食物定義，雞腿、雞胸屬高普林，豆漿、嫩豆腐是低普林，況且美國內科醫學會、哈佛醫學院皆證明，就算是高普林的食物不見得一定會引發痛風。

臨床有高尿酸問題的人，我請他們喝豆漿來補充蛋白質，完全沒有因此而引發痛風的，包括2004年《新英格蘭醫學》期刊指出，只有來自肉類、海鮮的普林才會容易提升痛風的發生機率，而本身不含普林的酒精，更是引發痛風的重刑犯。

引發痛風的另一個原因，是內源性的，就是不當減重。不正確的減重不但容易損害健康，還會因為錯誤減重過程中，身體的肌肉大量的減少，除了基礎代謝率降低外，還因為身體肌肉分解過程產生大量普林，繼而引發痛風。

由此可知，引發痛風的元凶未必是來自飲食，激烈運動造成肌肉受損大量崩解，亦會引發痛風。

快點丟掉過時又不正確的觀念吧，不要再讓有痛風體質又是素食者，因為不敢吃黃豆類製品，而導致因缺乏優質蛋白質來源，而發生貧血、免疫低下等嚴重危害健康的情況。

TIPS

喝足夠的水

只要每天3000c.c.以上的水分（切記，喝茶和喝水不同，因為茶、咖啡因等利尿，會讓身體無法保留水分），不碰菸、酒精、內臟、高湯、海鮮，我保證不會引發痛風。

在我臨床的經驗中，經常有一個月痛風發作兩到三次，害他們經常飽受疼痛「跛足」之苦的病患，自從開始做正確的健康管理，痛風已經一、兩年沒再發作。

加工品千萬別亂吃

喜歡吃冰淇淋嗎？大家知道冰淇淋是什麼做的嗎？從中文的字面上看，真的看不出來有什麼玄機，但從英文來看，可就一清二楚了。

冰淇淋的英文是Ice cream，也就是「冰的油」的意思。從它的成分來看，平常我們吃的一球冰淇淋，就有差不多99Kcal的熱量，不過，我們前面提過，**看成分千萬不能只看熱量，還必須看它的脂肪含量**。

一球巧克力口味的冰淇淋脂肪含量有5.0g之多，就算是香草口味，也有4.7g的脂肪，換算成熱量，就有42-45Kcal的熱量。

也就是說，99Kcal的熱量裡，有45Kcal來自脂肪所提供，而且越香的冰淇淋，乳脂肪越高，大概有一半以上的熱量是來自脂肪，很可怕吧！

再來，大家喝咖啡的時候，習慣加奶精？還是鮮奶呢？你知道兩者的差別嗎？

從下表，我們可以看得出來，**奶精是由玉米澱粉噴上油加工製作的**。因此，日後想喝咖啡時，可別再加奶精了，就加鮮奶吧！或選擇拿鐵，真正加了鮮奶的咖啡，至少不會影響健康，否則倘若不慎用到劣質的奶精、奶精球（液狀），還可能吃到含有會造成心血管疾病的反式脂肪酸呢！

	奶精10g	奶球10g（低脂）	鮮奶240c.c.（低脂）
熱量	54kcal	45kcal	55kcal
蛋白質	0.2g	0.2g	7.0g 勝
脂肪	**3.3g**	**1.6g**	**2.9g**
醣類	6.0g	7.5g	10.3g
鈣	0.1mg	0.2mg	250mg

從上表可以看出奶精、奶球，根本不像鮮奶含有優質的蛋白質！

除了乳製加工品，**我們經常在火鍋、滷味裡看到的餃類，也該是減肥和管理健康的拒絕往來戶**。

不管是甜不辣、丸類或餃類，全都是魚漿、肉類的加工製品。以鱈魚丸為例，八顆鱈魚丸（80g）有68Kcal的熱量、零脂肪，但貢丸兩顆（40g），就已經有95Kcal的熱量，其中更含有7.6g的脂肪，就算丸子類都不好，還是有選擇上的相對健康的差異。

再來，蝦餃、魚餃、燕餃等餃類，這些幾乎是火鍋的好夥伴，可是卻真的不是我們身體所需的好夥伴。

	花枝餃55g	魚餃60g	蝦餃65g	燕餃50g
熱量	92kcal	165kcal	165kcal	165kcal
蛋白質	6.8g	7.5g	7.4g	6.4g
脂肪	**2.2g**	**11.7g**	**12.6g**	**11.2g**
醣類	11.5g	7.6g	8.8g	7.9g
膽固醇	12g	37g	47g	27g
鈉	398mg	398mg	404mg	302mg
鐵	0.17mg	0.27mg	0.28mg	0.48mg

勝

有看出什麼端倪嗎？即使是熱量最低的花枝餃，也有92Kcal的熱量。至於其他的餃類，也都有5倍脂肪含量、近2倍的熱量！因此，**我實在不建議大家吃加工的餃類，但如果你真的很愛吃餃類，就點花枝餃吧，至少它是相對熱量低，但是這些脂肪就是我所說的隱藏性油脂**，去也去不掉，甚至觀感上，我們還不覺得油呢，更重要的是，吃加工品不但吃不到優質的營養素，還會吃進更多造成身體負擔的添加物！

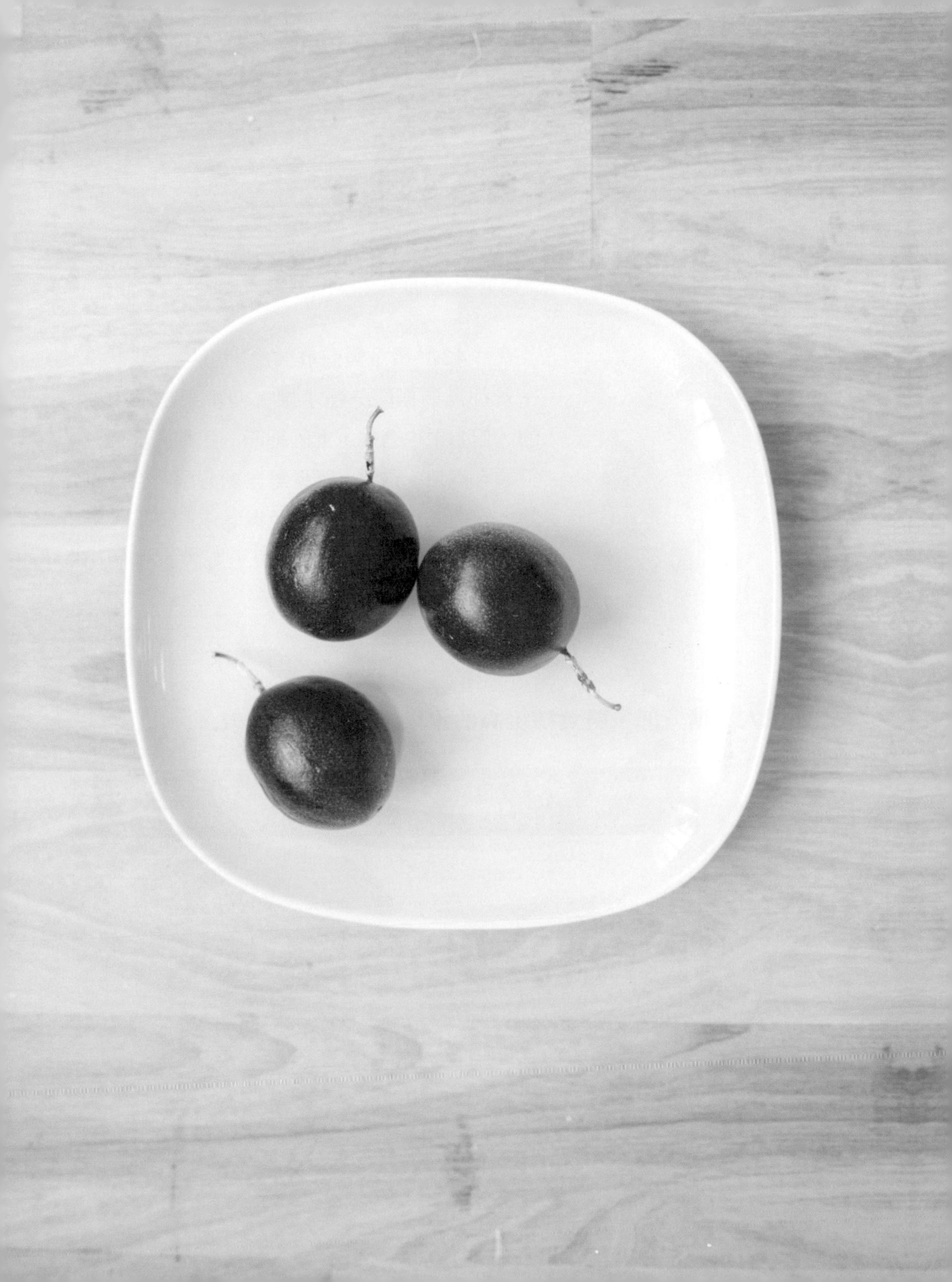

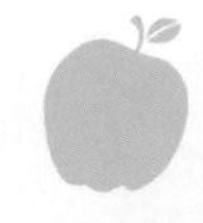

水果的糖分要注意

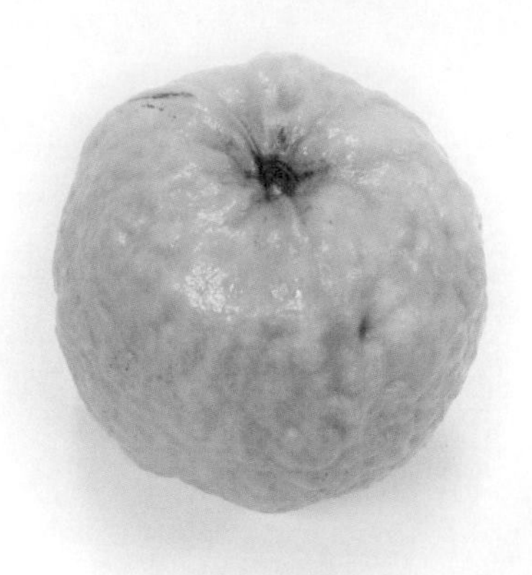

在「4321黃金餐盤飲食原則」中，我們每一餐都需要搭配一種水果，但水果是很重要的，但水果也有挑選上的細節，我前面提過，瓜類、鳳梨、香蕉、芒果等含糖分高，且經試驗，易造成血糖的波動，所以需注意攝取的頻率。下面，我就選幾種水果，為大家做個比較。

分量大、糖分低、膳食纖維高的水果，可多元化攝取

	芭樂160g	聖女番茄175g（約23顆）	草莓170g（約16粒）	奇異果125g（約1.5粒）
熱量	61kcal	62kcal	60kcal	61kcal
蛋白質	1.2g	2.5g	1.7g	1.4g
醣類	15.6g	9.5g	14.2g	14.8g
膳食纖維	4.8g	2.5g	2.8g	2.8g
維生素A	24RE	1254RE	6RE	19RE
維生素C	130mg	117mg	103mg	101mg

相對高糖分、分量小、膳食纖維低的水果

這個表的水果易造成血糖的升高，當然就不利健康與脂肪代謝囉。

	芒果140g	西瓜250g（約10小片）	鳳梨130g（2個半圓片）	哈密瓜225g	芭蕉1根
熱量	60kcal	61kcal	61kcal	60kcal	61kcal
蛋白質	1.2g	1.5g	1.2g	1.3g	0.9g
醣類	14.7g	14.9g	15.1g	14.8g	15.8g
膳食纖維	1.2g	0.8g	1.8g	1.6g	1.0g
維生素A	90RE	317RE	7RE	7RE	2RE
維生素C	13mg	20mg	12mg	12mg	7mg

餐餐飲食的好朋友

這裡要教大家一個飲食的原則，就是「好朋友自己吃，壞朋友和好朋友分享」。哈哈～就是相對健康的觀念啦！

什麼是好朋友？什麼又是壞朋友？簡單說，「4321黃金餐盤飲食原則」中，各種類中的優質食材，我們就稱為「好朋友」；反之，在「4321黃金餐盤飲食原則」中，各種類中的不利健康的食材，我們就將它歸類為「壞朋友」。

大家要先建立一個概念，所有的蔬菜都是好朋友，深色蔬菜尤其是好朋友中的好朋友。此外，只要是能夠在相同分量中，提供最高、均衡的多元營養素，且讓我們有飽足感的，就是好朋友。

各位可以看一下「4321黃金健康餐盤飲食原則」中的全穀根莖類。

大家都知道，一把乾的冬粉一煮，就成了一大碗，飽足感十足，但它的熱量卻只有四分之一碗白飯。通常，你吃一碗冬粉湯就已經飽了，但要你只能吃四分之一碗的飯，可能就有人會覺得自己好可憐，吃不飽，是吧？然而**冬粉是精緻加工後的五穀根莖類，所以還是建議大家用地瓜、南瓜取代又更好**。

同樣的，當我們去吃義大利麵時，你會選直條麵還是通心麵呢？看了下面的表，你就知道，你該選的是直條麵，因為一把義大利麵有飽足感，但相當於6根通心麵就沒有飽足感。

至於雞絲麵，那是一定不能選的壞朋友。因為它經過了油炸，15g的雞絲麵，就含有3.6g的脂肪。這樣的食物不只熱量高，更沒有充足的營養素。

因此，我們得出一個結論，**如果你在減肥，在主食的選擇上，冬粉一定比白飯好，南瓜又比冬粉好**！也就是說，既然要吃進同樣的熱量，當然要**選**

擇容易有飽足感營養豐富，同時更是未精緻加工過的食物才是最好的，以免因為吃不飽，而吃進更多不該吃的食物。

	冬粉 20g	白麵 20g	白飯 50g	通心麵 20g	義大利麵 20g
熱量	70kcal	71kcal	71kcal	73kcal	70kcal
蛋白質	0.0.2g	2.5g	1.4g	2.5g	2.5g
脂肪	0.02g	0.3g	0.1g	0.3g	0.4g
醣類	17.5g	14.3g	15.5g	15.1g	14.3g
膳食纖維	0.28g	0.14g	0.09g	0.57g	0.7g

複合性的加工品更不用說了，例如，一顆小籠湯包就有100kcal的熱量，其中脂肪就佔了6.5g；一又三分之一顆的鍋貼也大約有100kcal的熱量，脂肪有4.4g；兩顆溫州大餛飩熱量也大約有100kcal，脂肪則有5.2g。其中，記得，**絞肉是最肥、最油的肉**。如果選擇上述這些複合性食品，一般人一餐大概就可以吃進1000-2000kcal的熱量，這就幾乎已經等於，甚至大大超過一個人一天所需的熱量了。

但是，我們其實都**應該用地瓜、南瓜、玉米、紅豆、綠豆、燕麥等非精**

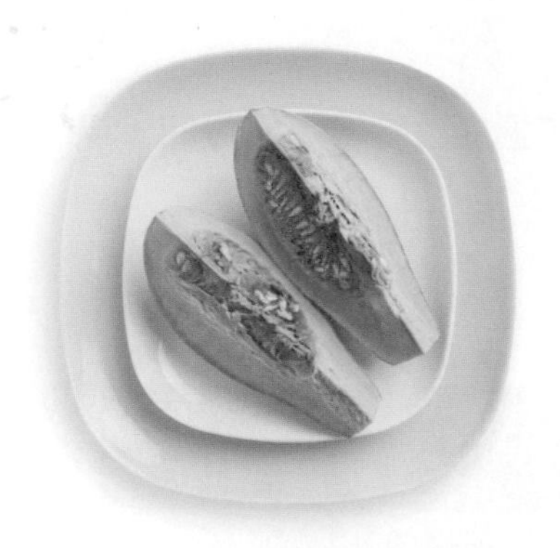

緻的全穀根莖類來替換上述這些經過精緻加工，已經只剩空熱量的五穀類，因為選擇非精緻的更有飽足感外，同時吃進豐富的營養素，促進健康又有利代謝。

	白飯 50g	玉米 110g	南瓜 135g	蓮藕 100g	玉米粒 70g	地瓜 55g
熱量	71kcal	72kcal	70kcal	74kcal	68kcal	69kcal
蛋白質	1.4g	2..5g	2.7g	1.8g	1.6g	0.6g
脂肪	0.1g	1.2g	0.2g	0.3g	1.5g	0.2g
醣類	15.5g	12.6g	15.7g	17.0g	12.0g	15.8g
膳食纖維	0.09g	3g	1.87g	2.7g	1.54g	1.29g

別再有自殺式飲食

對於有意識的油脂，大家有感覺，但對隱藏性油脂，大家卻常忽略它。

以一個8吋的提拉米蘇來說，它有四千多大卡的熱量，遠遠超過一個正常的男生一天需要的1500大卡，女生一天所需的1200大卡，這就是一種自殺式飲食。

大家一定聽過有人一次吃6隻大閘蟹而導致中風的新聞，而一個提拉米蘇就有兩千多毫克膽固醇，成人一天的膽固醇量不該超過300毫克，所以，一天吃下一個提拉米蘇，就算其他的食物你都不吃，也一樣遠遠超過了身體可以負擔的膽固醇量。

但，最可怕的是，你全然不知道其中的嚴重性。你可能知道吃過量的大閘蟹會中風，但你卻不知道吃完一個提拉米蘇，也有很高的中風機率，因為在製作提拉米蘇的過程中，需要用掉8個全蛋，假使你本來就有高血壓、高血脂的問題，那真的和自殺沒有兩樣了。

總之，雖然我們不能時時刻刻將《台灣常見食品營養圖鑑》這本書帶在身邊，但是可以每買一樣食材，有機會就拿出書來翻查，日積月累之下，對食物就會有非常正確的概念了！

我們千萬不能再用「看起來」或「想像」來做選擇食材的標準，看起來健康的食物，很可能有著駭人的潛藏性油脂，甚至含有反式脂肪酸等有害人體的東西，因此，我們在購買任何食物時，一定要記得看食物的成分標示，不但看它的營養成分，同時，也可以知道自己到底是吃進了營養，還是吃進了油脂、添加物等，這一點，請大家一定要切記。選對食物得先從瞭解食物開始。

減肥也可以吃速食？！

1 請店員「特製」你的漢堡——不加美乃滋。

在麥當勞，你今天即使點了熱量最高的勁辣雞腿堡，油炸的熱量一定高，這相信沒有人有不同的意見，那該怎麼才能吃得相對健康呢？

你可以試著請店員「特製」你的漢堡——不加美乃滋。擔心太乾，不容易入口嗎？別擔心，油炸的東西本來就夠油了，不可能太乾的，千萬別再找藉口讓自己不但吃了油，還吃下雙倍的油，多可怕？

2 薯條換成沙拉，含糖飲料換成無糖的咖啡或、茶。

一般我們到麥當勞這類速食店的時候，經常會點他們設計好的套餐。你可以試著更換一下裡面的組合，把薯條換成蔬菜沙拉，含糖飲料換成無糖的咖啡或無糖的茶。簡單的換一下，熱量當場就少了一半。難嗎？不難！

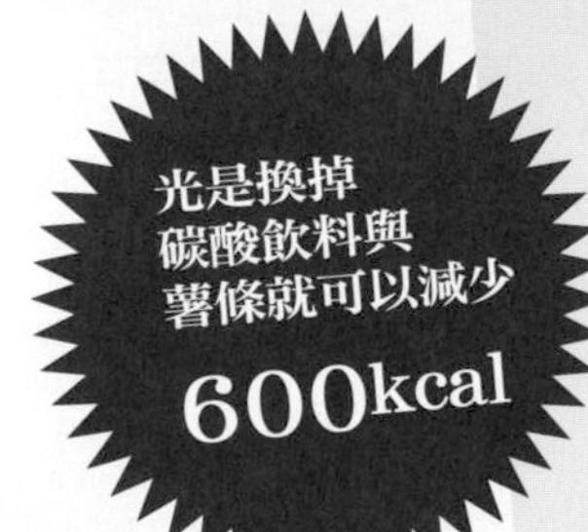

懂得自己選擇和搭配，不要落入商業套餐省錢的陷阱，因為健康才是最值錢的，不是嗎？

3 不要選擇肉類的「再製品」，例如火腿。

在潛艇堡的速食店裡，只要不要選有「醬汁」的口味，也不要選擇肉類的「再製品」，例如火腿等，而改選雞胸肉塊等未經加工過的肉，就可以更健康。

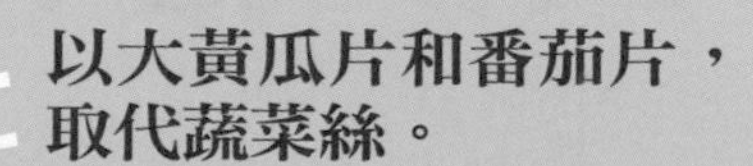

4 以大黃瓜片和番茄片，取代蔬菜絲。

在潛艇堡的速食店裡，醬料除了不要加美奶滋之類，以我來說，我會告訴店員，只需要幫我放上大黃瓜片和番茄片，取代掉其他的蔬菜絲，如此一來，營養可以更扎實喔，並且不會邊吃邊掉呢。

Point

- 挑選「比較健康」的速食店（如Subway及摩斯漢堡）或在同一家店中選擇相對健康的漢堡。
- 用單點餐點方式來取代速食套餐，千萬別省小錢，浪費大健康。
- 避免攝取薯條及含糖飲料，0kcal的碳酸飲料經科學證實，一樣會令細胞老化。
- 可點選生菜沙拉或非油炸類餐點（如玉米粒、水果等）。
- 飲料可點選無糖紅茶、無糖咖啡或乳製品。

懂得替換，速食也能吃得比別人健康

飲食西化的結果，曾幾何時，「速食」已經成為現代人、青少年經常聚會用餐的地點了，我甚至還經常聽到有些家長將孩子的慶生派對辦在速食店呢。

不過既然這已經是現代人飲食的一環，從我所不斷提倡改變飲食的過程「相對健康」的觀念著手，我們也要來教大家，在速食店如何做到「相對健康」。

但大家千萬不要誤會，我並不是在鼓勵大家去吃速食，而是希望大家不管到哪裡用餐，都要懂得如何利用挑選，做到4、3、2、1相對健康的概念。就算不得已，要和朋友在速食店用餐，也一定要吃得比別人健康呀！

各家速食店餐點熱量比較

大家可以比較一下，漢堡王和一般速食店的漢堡有什麼不同？為什麼漢堡王的熱量會比較高且脂肪佔比最大？

如果你夠仔細，一定能夠立刻說出答案來——沒錯，問題就出在醬汁，漢堡王的漢堡總會淋上濃稠的醬汁。

如果你真的很認真的將這本書看到現在，一定就會知道，**醬汁是身體最沉重的負擔，減肥的敵人**。

我們來看看下頁這張圖表，這張圖表裡的BAR一共有三種顏色，BAR長得越高越長的，代表總熱量越高。紅色是代表來自脂肪的熱量；白色是來自蛋白質的熱量；淺藍色是來自碳水化合物醣類的熱量。

除了總熱量，從表可以清楚看到有些產品中，脂肪所供應的熱量佔總熱量是高得嚇人。

如果你是個聰明的健康管理者，從下頁這張圖表（原始資料來自業者網站自行提供之產品營養標示）就會立刻明白，同樣都是速食店，會選擇就可做到相對健康。

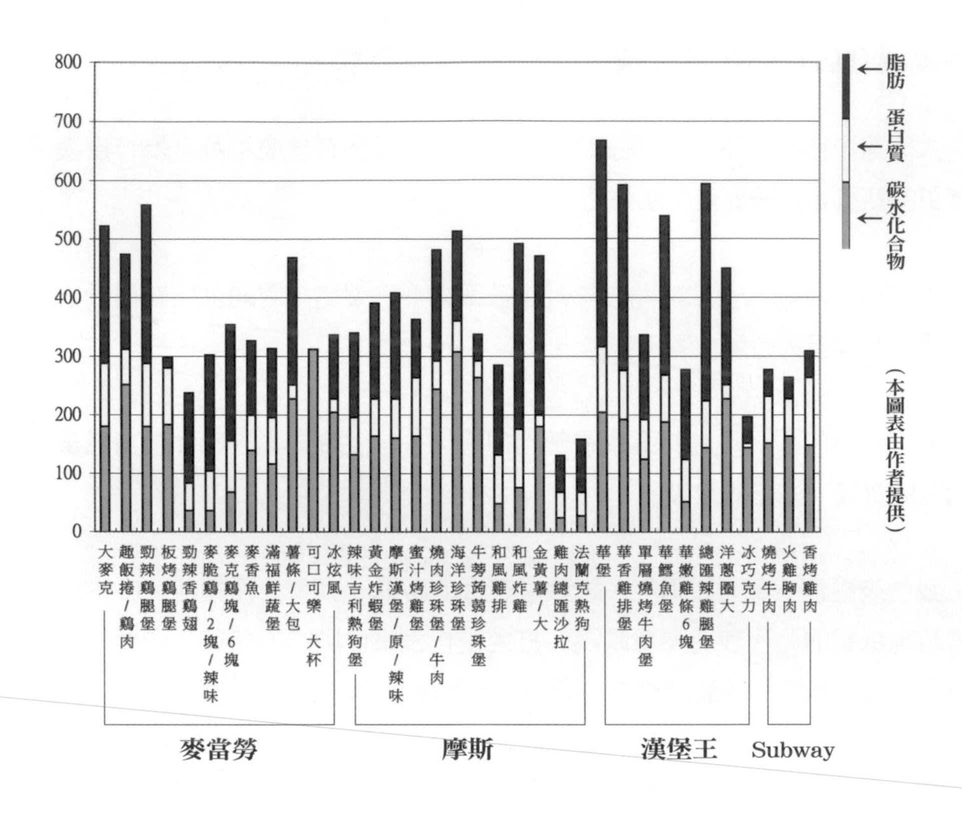
800
700
600
500
400
300
200
100
0
脂肪
蛋白質
碳水化合物
大麥克
趣飯捲/雞肉
勁辣雞腿堡
板烤雞腿堡
勁辣香雞翅
麥脆雞/2塊/辣味
麥克雞塊/6塊
麥香魚
滿福鮮蔬堡
薯條/大包
可口可樂 大杯
冰炫風
辣味吉利熱狗堡
黃金炸蝦堡
摩斯漢堡/原/辣味
蜜汁烤雞堡
燒肉珍珠堡/牛肉
海洋珍珠堡
牛蒡蒟蒻珍珠堡
和風雞排
和風炸雞
金黃薯/大
雞肉總匯沙拉
法蘭克熱狗
華堡
華香雞排堡
單層燒烤牛肉堡
華鱈魚堡
華嫩雞條6塊
總匯辣雞腿堡
洋蔥圈大
冰巧克力
燒烤牛肉
火雞胸肉
香烤雞肉
麥當勞
摩斯
漢堡王
Subway

（本圖表由作者提供）

懂得替換，在速食店也可以吃得飽又健康喔！

例如，麥當勞的勁辣雞腿堡套餐是1118kcal（勁辣雞腿堡508 kcal +薯條310 kcal +可樂300 kcal =1118 kcal），若換成麥當勞的麥香雞（440 kcal），搭配時蔬沙拉（90 kcal），以及無糖的研磨咖啡（10 kcal），這樣總熱量只有540 kcal。是不是差很多啊！

又或者，換成麥香魚（344 kcal），加上時蔬沙拉（90 kcal），以及粟碼玉米（大，100 kcal）與熱紅茶（0 kcal），這些加起來，也只要534 kcal喔！

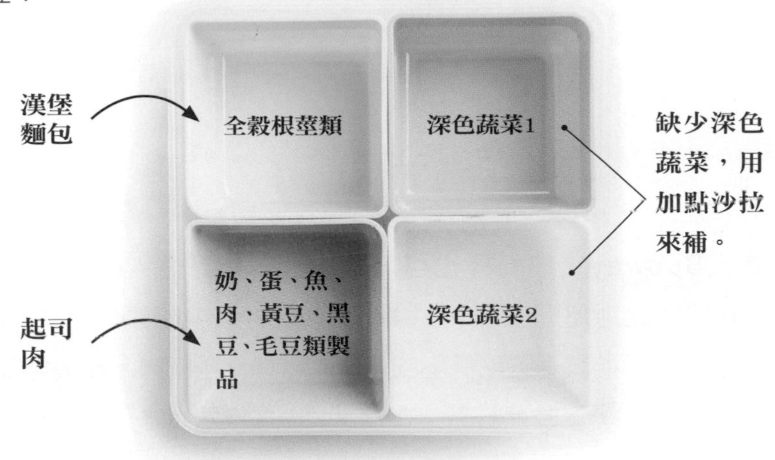

當然，你也可以換家速食店，例如摩斯的薑燒珍珠堡（飯吃一半，肉可全吃）（205kcal），加上雞肉總滙沙拉（134kcal），以及黑咖啡／熱紅

茶（0kcal）或拿鐵（180kcal），這樣總熱量也只有339-519kcal。

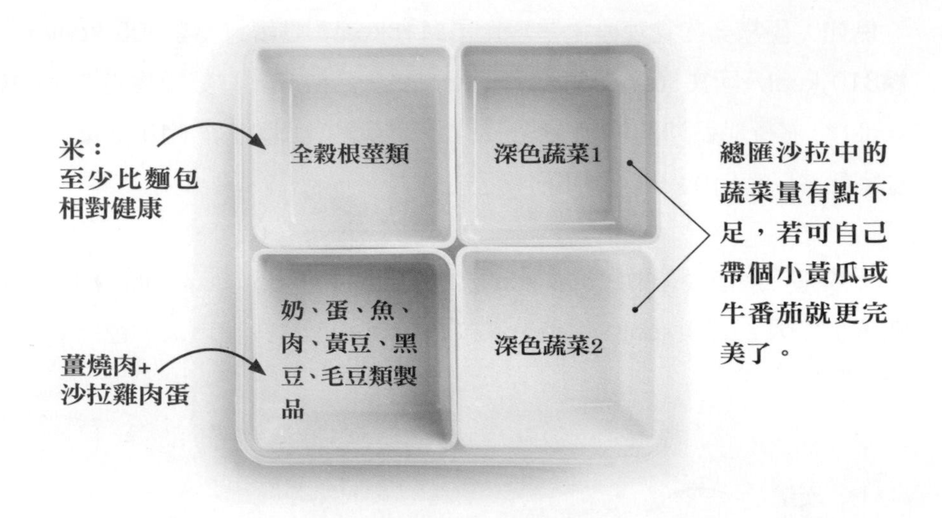

或者是在Subway，你同樣也可以吃飽飽，瘦好好。例如，你原本在Subway都會點潛艇堡套餐，共1054kcal，其中的義大利牛肉丸為604kcal，但其實不妨試著改點低脂的潛艇堡，如火雞胸肉，然後再加上生菜沙拉（120kcal），以及熱紅茶（0 kcal），這樣熱量才只有400 kcal，驚人吧！

PART 4

照著吃，你也可以瘦

外食族兩個月變身飲食祕技大公開

前面談了這麼多的「方法」和「觀念」，很難記嗎？不用擔心，其實真的不難，你只需要牢記「4321黃金餐盤飲食原則」，就能夠輕鬆的開始實行你的減肥計畫了。

在這一章裡，我為大家設計了早、中、晚的食譜，還提供不能不吃點心的朋友們，能吃的點心種類。目的很簡單，是希望大家即便是記不住前面所說的任何一種方法或觀念，但只要**照著做，輪著吃，只需要短短兩個月，一定能夠達到減脂增肌，提升你的基礎代謝率，啟動身體年輕基因的開關**，讓你回到高中生的新陳代謝。

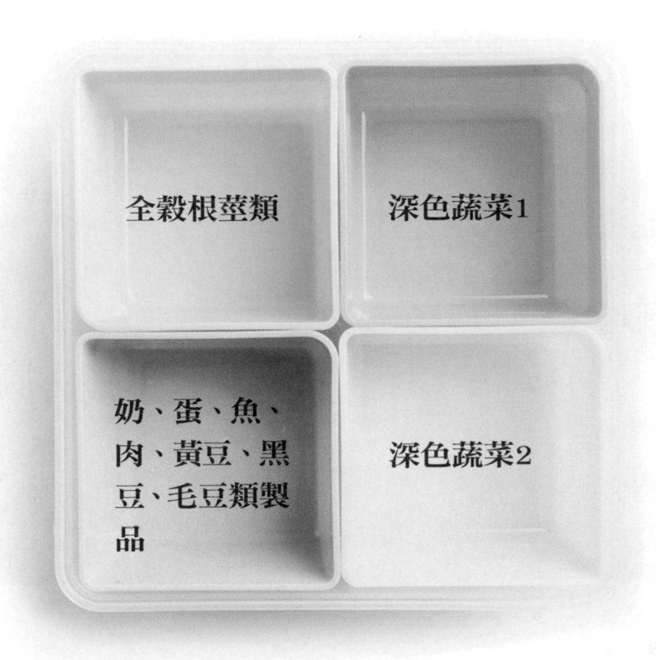

早餐怎麼吃？

「4321黃金餐盤飲食原則」+一份水果（一天至少要三種顏色的水果喔！）

Point

1. 我個人盡量不吃所有麵包類製品，因為烤箱近200度以上高溫，會破壞食材的營養素，產生很多自由基，加速身體的發炎、老化，對健康無益。
2. 絕對不吃所有加工類製品，例如：香腸、臘肉、火腿、罐頭、醬瓜等。
3. 早餐的飲品，豆漿、優酪乳、燕麥奶可輪流替代。
4. 再次提醒大家，一餐最好有兩種優質蛋白質來源，最好兼有動物性與植物性來源。

早餐1・私房小廚：

地瓜：帶皮洗乾淨，放進電鍋先蒸熟後，放到小烤箱，再烤個5分鐘（風味更香，也可不烤）。不想自己做的，可以買市售的養生冷凍地瓜，也很符合現代人健康方便的原則！

梅汁牛番茄：購買大紅番茄（不要買青綠色的，特別是現代腸胃道較弱

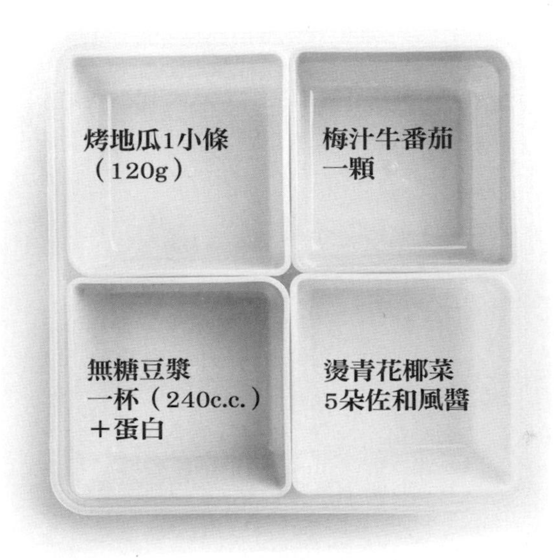

又經常有發生潰瘍而不自知），洗淨切大塊，灑少許梅子粉，放入微波爐加熱1-2分鐘（更入味、更不生冷）。

關鍵祕技：

1.購買急速冷凍綜合花椰菜（好＊多可買到），這樣隨時冰箱都有青菜，而且不用再清洗喔！方便上班族準備青菜，只要再從市場選一樣葉菜類搭配即可。

2.豆漿建議購買便利商店已包裝的產品，可選擇品質穩定、衛生、成分標示清楚、非基因改良黃豆，或可購買高纖、低糖，但最好是無糖豆漿。

3.選擇細長、小條的地瓜購買（一般一條大約100-150g），刷洗乾淨，帶皮吃。不要買很大條的地瓜。

早餐2：

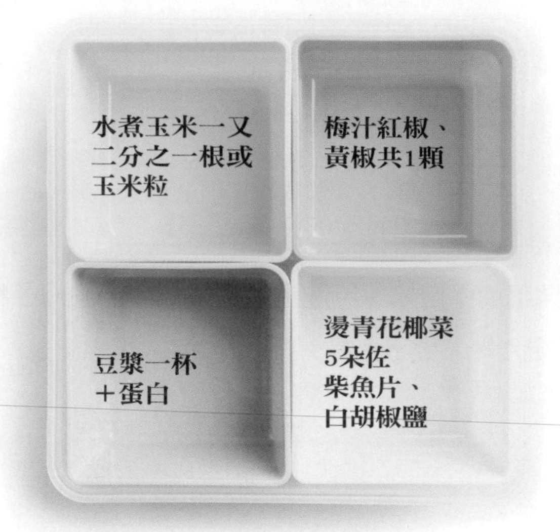

關鍵祕技：

1.紅椒、黃椒易清洗，營養素豐富，製備方式同牛番茄。

2.水煮蛋一顆（成人一週不超過2-3顆蛋）。膽固醇含量：鵝蛋＞＞鴨蛋＞雞蛋（不吃蛋黃沒有膽固醇，蛋白可吃兩個）

早餐3：

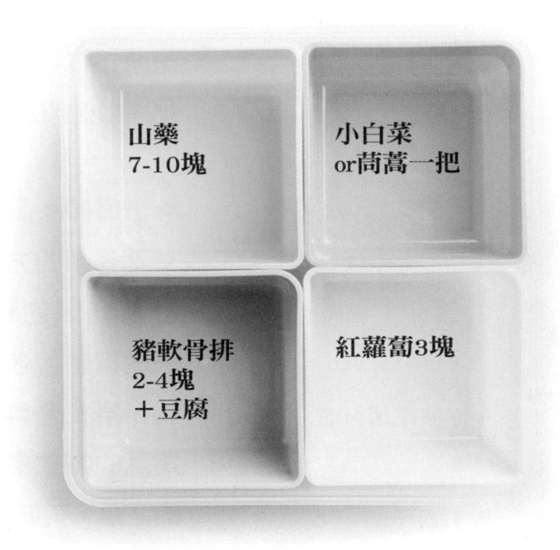

關鍵祕技：

1.在寒冷的冬天，早上來碗熱湯既暖胃，也很有飽足感，而且可以預先製備。葉菜當餐要吃時或再加入一起煮熟，紅蘿蔔倒可以事前一起燉煮！

2.山藥排骨湯頭，可用肉骨茶包（超市皆可買到）自製湯頭，非常好吃！

早餐4：

關鍵祕技：小黃瓜可以用涼拌的方式，切段後加入七味粉、黑醋，或

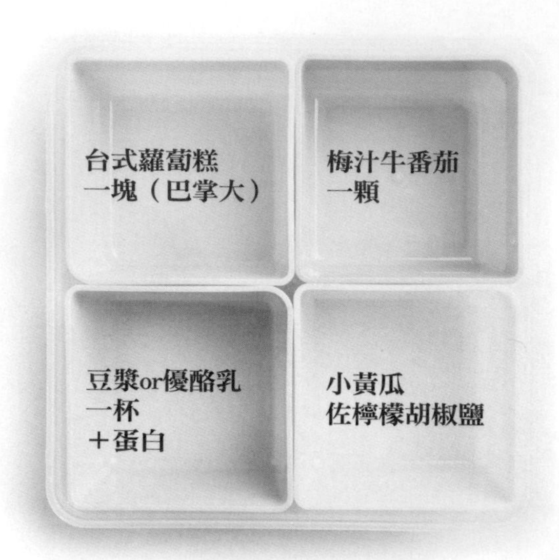

是直接以和風醬、油醋醬涼拌，以微波加熱也不錯喔。

★小叮嚀：夏天帶蔬菜出門又不易壞的方式，就是利用各種乾燥的香料，例如檸檬胡椒鹽、迷迭香、義式香料、泰式香料。而蘿蔔糕以清蒸的方式最好，佐以清爽的沾醬，美味極了！

早餐5：

關鍵祕技：紅豆小米粥（糖盡量少放）可去身體濕寒，亦可放入少許龍眼乾一起烹煮。煮好可放入冰箱，要吃時再加熱。建議大家可以替代白飯吃！

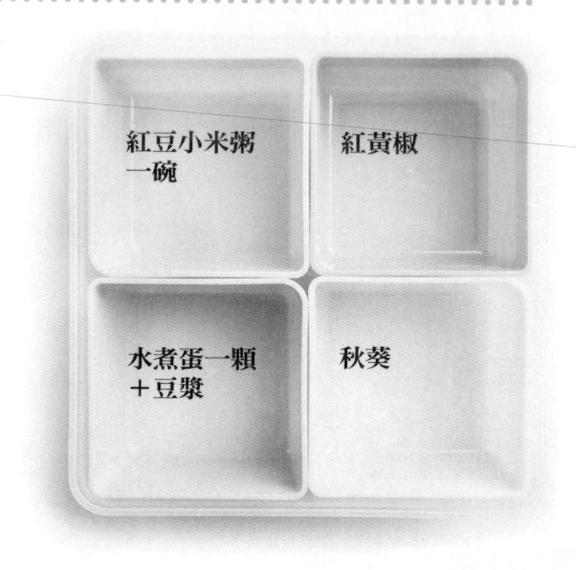

★小叮嚀：要特別注意，如果是買便利商店的紅豆湯，千萬不要把甜湯喝掉，應該把甜湯去掉後，加入無糖豆漿中一起吃，才是健康又方便的吃法。

早餐6：

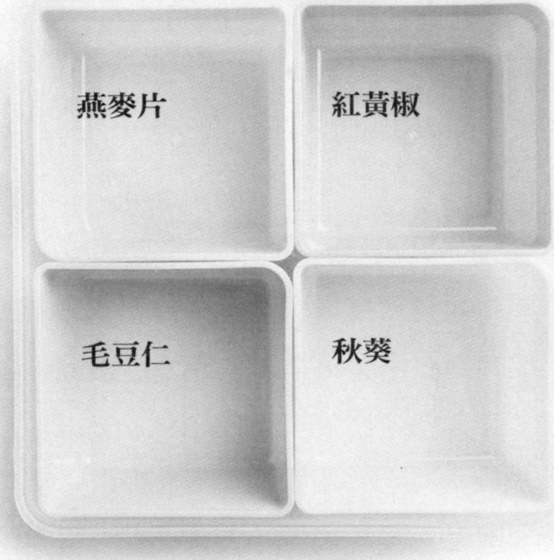

關鍵祕技：燕麥片加豆漿一起食用，也可微波加熱！蒸熟的毛豆仁可以和蔬菜拌在一起吃！

燕麥片
紅黃椒
毛豆仁
秋葵

★小叮嚀：若嫌蔬菜的味道不夠，可以仿鹽水雞的作法，在蔬菜上加入小磨香油少許，白胡椒鹽和蔥或蔥油提味即可。

早餐7：

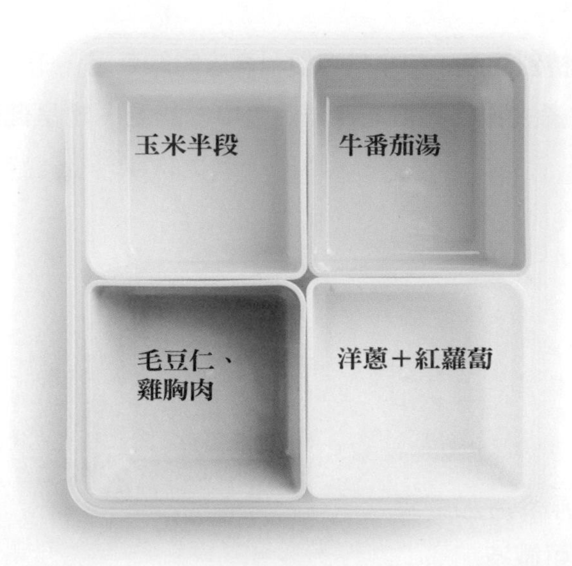

關鍵祕技：

將牛番茄、紅蘿蔔切塊、洋蔥切絲熬湯，加入義式綜合香料及黑胡椒（超市都有賣），最後再加入毛豆仁燉湯（或要吃時加入嫩豆腐、雞胸肉絲）。

蔬菜湯可多準備一些，冰起來。要吃時，可以在加熱時順便放入玉米段、皇帝豆或菱角等，當作全穀根莖類食用。

★小叮嚀：洋蔥素有天然抗過敏食材之稱，加上防癌功效，建議大家可以將它作為火鍋湯底或是居家湯頭的首選。

另外，我再提供一道涼拌洋蔥，製作簡單，且很美味喔。

作法：把洋蔥切細絲（我個人較喜歡用紫洋蔥，切的寬度大概為0.3-0.5cm），先浸泡於冰水中，放置於冰箱冷藏隔夜，可以去除洋蔥辛辣的味道！再用鰹魚醬油、米醋、香油、糖與柴魚絲拌勻（喜歡水果入菜也可用百香果）。

早餐8：

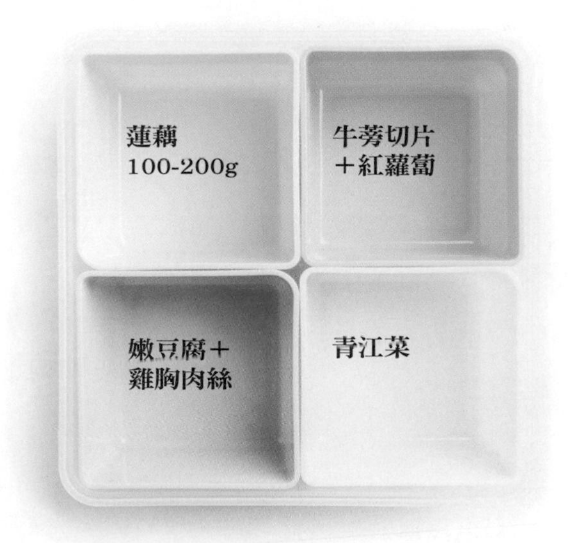

關鍵祕技：

先將蓮藕、牛蒡、紅蘿蔔熬湯煮軟些，要吃時，加入嫩豆腐1/2盒（或是小排骨）、青江菜。同樣可以肉骨茶湯頭調味！

早餐9：

饅頭和蛋可以夾在一起吃。

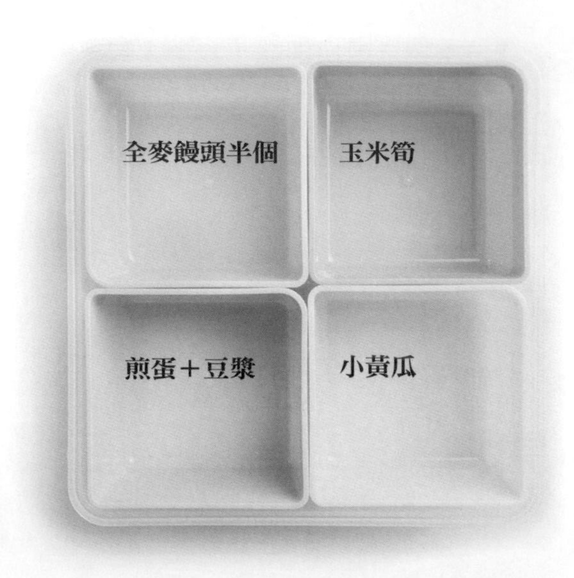

早餐10：

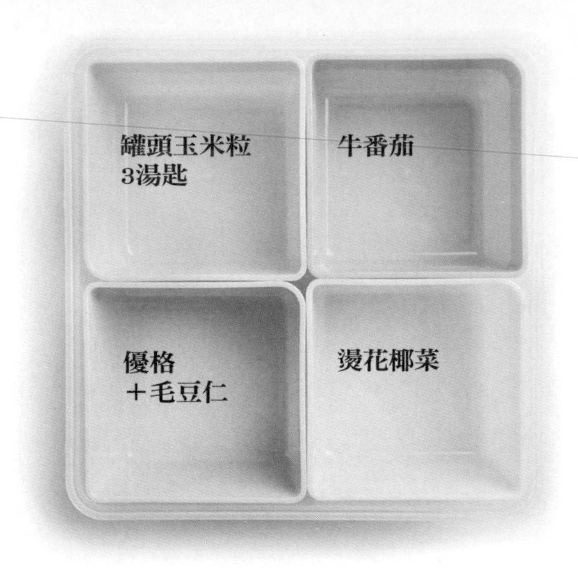

關鍵祕技：

毛豆仁先蒸熟，以優格當其他四樣食材的佐醬，甚至如果搭配當餐水果，例如奇異果，都可加在一起吃！

早餐11：

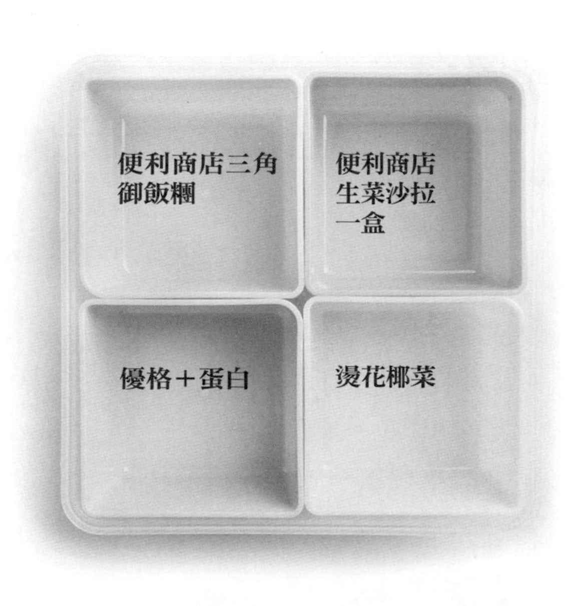

關鍵祕技：

可以把優格當作蔬菜、生菜沙拉的醬料，搭配在一起吃，既符合健康，又美味！

★小叮嚀：一般便利商店的生菜沙拉一盒分量都不夠，可以自己準備小黃瓜、牛番茄、花椰菜等來搭配。

早餐12：

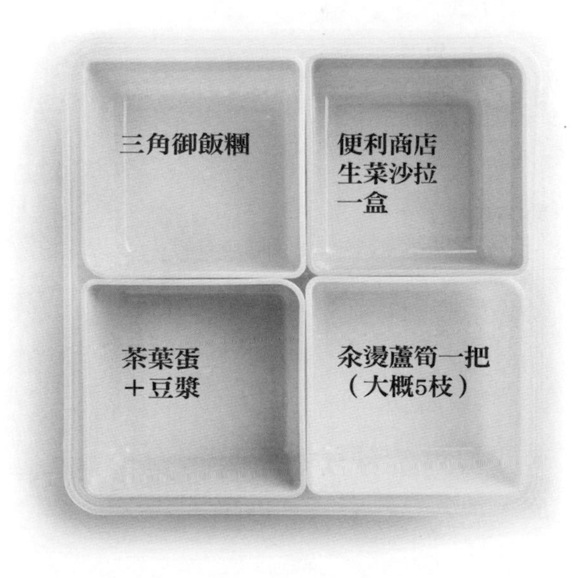

選用和風醬時，自己可以再加入一些柴魚絲（超市有販賣現成刨成絲的）。

早餐13：

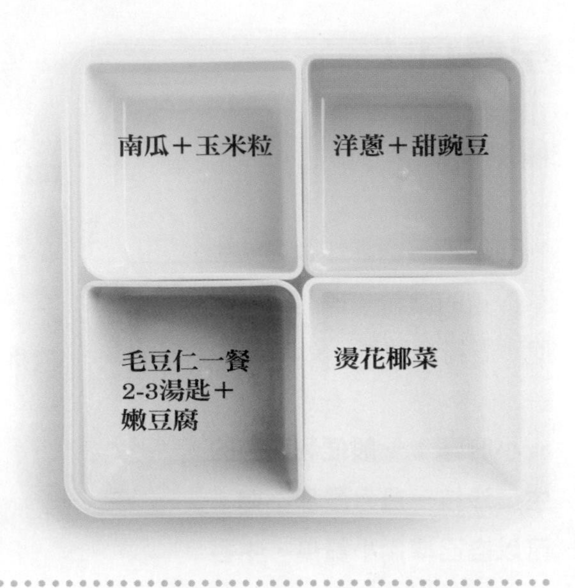

關鍵祕技：

南瓜帶皮切塊、洋蔥切絲（可先用一點橄欖油炒香）、玉米粒、毛豆仁一起燉湯燉爛，可加義式香料或黑胡椒粒。要吃時，再加入花椰菜一起加熱（微波）即可。

早餐14：

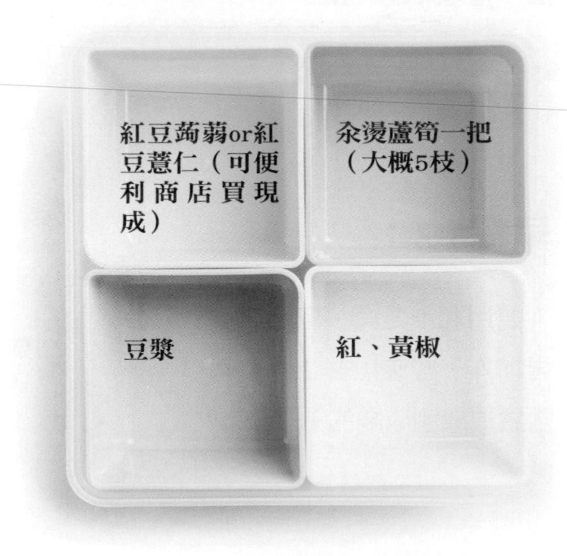

關鍵祕技：

蔬菜部分均可佐柴魚絲＋和風醬。

★小叮嚀：以豆漿當基底，加入煮熟的或買現成

罐裝的紅豆、綠豆、燕麥、薏仁、蓮子、花豆等當全穀根莖類的選擇。記得，如果是買現成的，一定要瀝掉甜湯。不但變化很多，而且保證吃不膩。

早餐15：

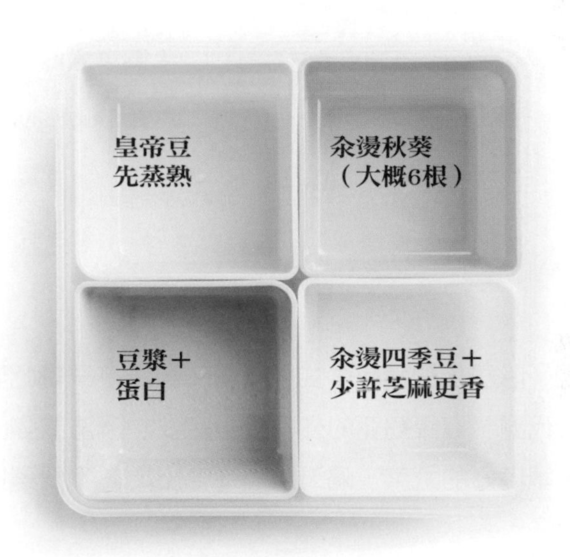

關鍵祕技：

秋葵可加一些柴魚絲佐日式鰹魚芥末醬油，皇帝豆、蛋白可以拌在一起吃！

早餐16：

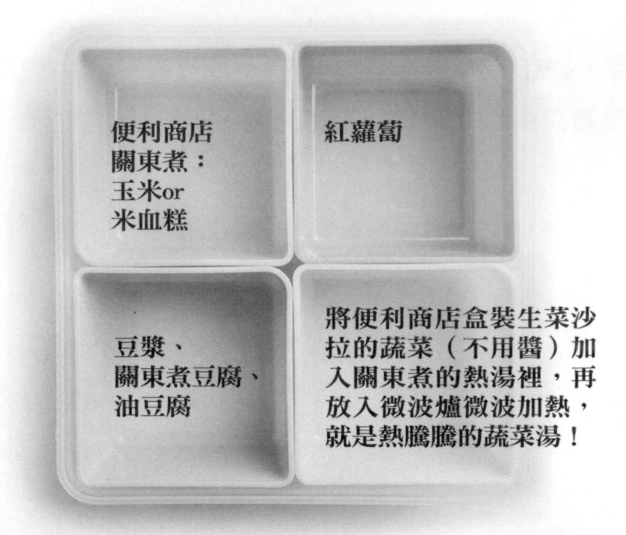

現代人，除了仍習慣吃中式早餐者，較難在早餐吃到蔬菜，這是想恢復高中新陳代謝、健康窈窕的外食族一定要想辦法改變的，選擇前一天就可以燙好、準備好的蔬菜，隔天加熱或帶出門，不要選擇容易變黃、變味的葉菜類較好。

準備喜歡的醬料，例如和風醬、油醋醬、醋醬、梅汁、日式鰹魚芥末醬油，或各種辛香料，例如義式香料、泰式香料、新疆香料、檸檬、胡椒鹽等。善用香料入菜，讓你吃得美味又健康！我個人夏天最喜歡用類似鹽水雞的方式調味燙好的蔬菜，容易帶出門，也不容易壞！

除清爽的醬料，喜歡濃稠口感者，可以優格醬替代（拒絕千島、凱薩醬）。冬天，則可以把菜和醬料一起放到微波爐加熱，就可以吃了。以上的範例就算是一個人住，有個小電鍋即可搞定，是不是很讚呢！

【終極祕技】所有適合早餐，可供自由混搭之食材種類大匯集：

全穀根莖類

薏仁、小米、紅豆、燕麥、大燕麥片、全麥饅頭、壽司、台式蘿蔔糕、玉米、青豆仁、帶皮地瓜、南瓜、菱角、蓮藕、山藥、皇帝豆、御飯糰、米血糕

蔬菜一

（較扎實、有分量的深色蔬菜）：牛番茄、紅椒、黃椒、小黃瓜、青花椰菜、蘆筍、秋葵、紅蘿蔔、四季豆、甜豌豆、玉米筍

奶蛋魚肉豆類

豆漿、豆腐、滷豆乾、油豆腐、腱子肉、小排骨、茶葉蛋、水煮蛋、蒸蛋、干絲、毛豆莢、毛豆、優酪乳、優格、雞胸肉、雞腿

蔬菜二

（可選葉菜類，或是選擇另一種蔬菜一的建議）：便利商店可買到的生菜沙拉一盒、其他葉菜類

午、晚餐怎麼吃？

外食族只要懂得「4321黃金餐盤飲食原則」的比例原則，即使是三餐在外，或吃便當，一樣可以保持年輕又健康。

午、晚餐1：麵攤

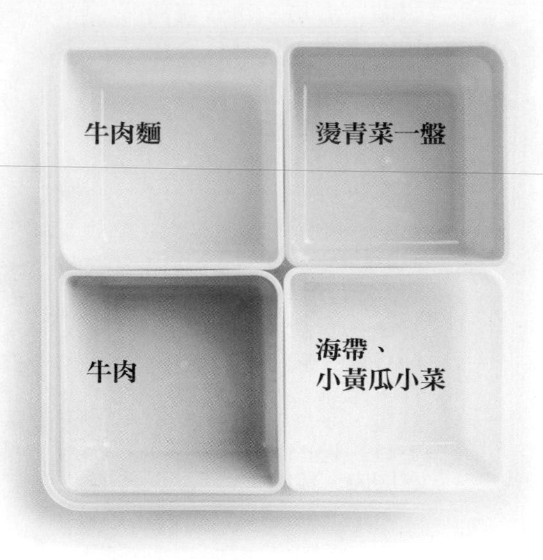

關鍵祕技：通常麵攤給的麵（全穀雜糧類）的分量都過量，所以請自己依照「4321黃金餐盤飲食原則」的比例調整。不要將麵條全部吃完，或乾脆告訴老闆麵條放1/2-1/3就好，青菜多一點，環保又健康喔！

午、晚餐2：日式小火鍋

玉米、
南瓜或芋頭
燙青菜一盤
魚＋嫩豆腐
海帶、
小黃瓜等小菜

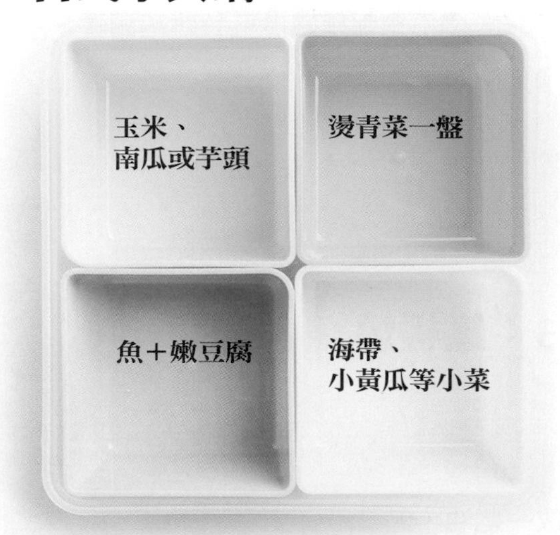

關鍵祕技：

火鍋是很健康的飲食型態，但要養成先把所有蔬菜燙完、吃完，再吃其他食物的習慣，唯一要注意以下幾點：

1.**加工品不要吃（貢丸、熱狗、魚餃、蛋餃等餃類）**，若吃不飽，寧願加點肉片、魚、蔬菜，而不是加工品！

2.**不要選擇麻辣、奶油鍋，清湯鍋底是最好的**，若在家準備火鍋，可以加入柴魚、洋蔥絲、蘿蔔（趕時間就不要放蘿蔔，因為蘿蔔需燉較久）當作湯底，味道鮮美易製備，也可利用超市就買得到的肉骨茶包當湯底，這是在家也能在10分鐘就能準備出火鍋的好湯底！

3.**食量大的，可選擇具飽足感又低熱量，富含營養素的全穀根莖類**，但別忘了芋頭、玉米、南瓜也都是屬於五穀雜糧類喔，不過它們比吃白飯、白麵還來得有營養價值

午、晚餐3：鐵板燒

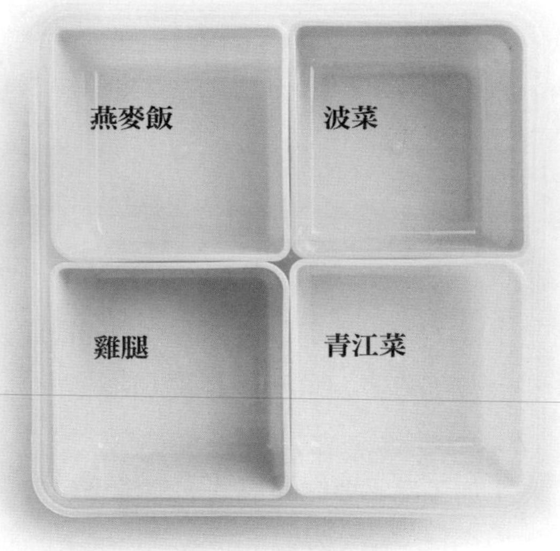

燕麥飯
波菜
雞腿
青江菜

關鍵祕技：

1.**請老闆少放一些油**，如果可以，選擇深色的青菜，而非高麗菜或豆芽。

2.**不要食用店裡提供的含糖飲料**，選擇清湯，如果店內提供紅豆湯、綠豆湯等點心，記得要扣除飯量，才能達到「4321黃金餐盤飲食原則」。

3.畢竟鐵板燒還是比較油膩，所以千萬不要餐餐吃喔，選擇雞腿肉的好處是，可以去皮吃，且一般平價的鐵板燒店很多豬肉、牛肉、羊肉皆為

重組肉，所以**選擇雞腿肉是較健康、美味的，**除此之外，可以考慮不用醬料，採用乾煎的做法，不但好吃，而且更健康。

午、晚餐4：自助餐

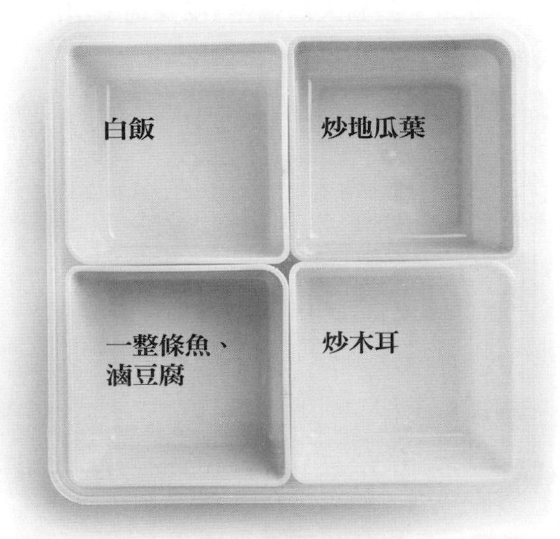

關鍵祕技：

1.通常**最鼓勵大家多選擇自助餐**：因為可以透過正確的選擇，輕易滿足「4321黃金餐盤飲食原則」。

2.在寒冷的冬天，選擇有熱湯的餐食，可以暖胃，又容易有飽足感。吃生冷、沒有溫度的餐飲（例如三明治、漢堡、生菜等），容易沒有飽足感！

3.現代人的飲食中，吃魚的比例偏低。**我鼓勵大家多吃魚，且選擇小型魚（就是購買時帶頭帶尾，而非只有局部**），因小型魚較不容易受到重金屬的污染。大型魚，就像人一樣，處於食物鏈的末端，較易累積重金屬在體內。

4.在自助餐選擇奶、蛋、魚、肉、豆類製品時，不要選擇高油、高鹽的烹調方式，例如**不要選擇三杯、糖醋等烹調方式，要選擇清蒸、白斬、滷的**。

小叮嚀：我個人習慣帶1-2條地瓜出門，就不用擔心外食時不易找到非精緻、加工過的全穀根莖類了。

午、晚餐5：麵攤

關鍵祕技：

在麵攤，**點湯米粉、麵、冬粉，比點乾的要來得好**，因為乾的醬料多、熱量高，而湯的，往往我們不會把湯喝完，熱量相對低些。在冬天，有熱湯，更暖胃、更有飽足感喔！

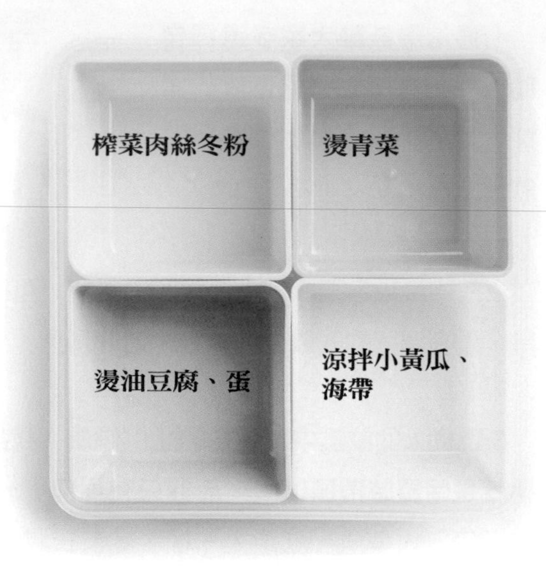

午、晚餐6：自助餐

關鍵祕技：

選擇自助餐的芋頭、蓮藕、菱角、玉米粒作為五穀雜糧類的來源時，要注意，盡量減少勾芡的湯汁。

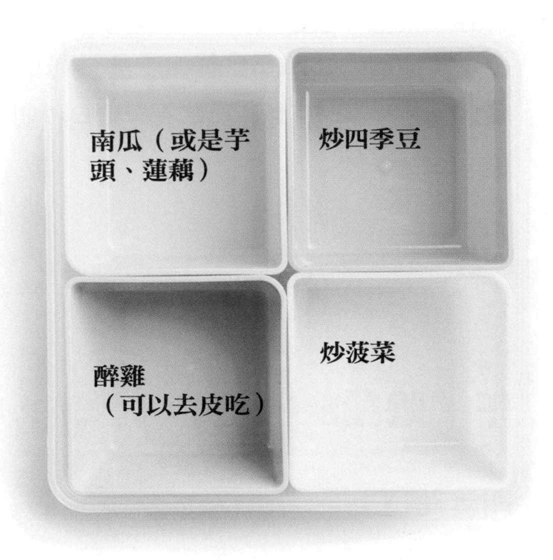

午、晚餐7：麵攤

關鍵祕技：

麵攤通常給的麵都超過一餐的分量，所以麵不可全都吃完，另外餛飩皮也是算在全穀雜糧類的食物，只是較沒營養的精緻加工品，所以若點餛

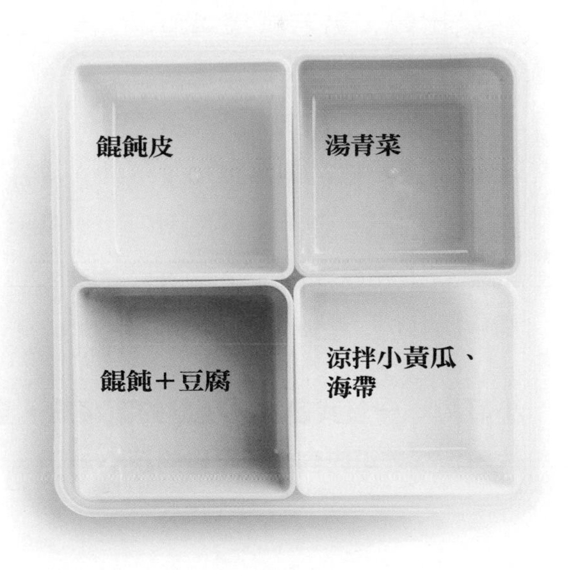

飩，請按照「4321黃金餐盤飲食原則」的比例原則，另外要再加點涼拌豆腐或是油豆腐、豆乾，以補充足量且優質的蛋白質來源！畢竟絞肉是很肥的肉，脂肪含量高！

午、晚餐8：速食（不得已非吃不可時）

關鍵祕技：

1.請參考坊間速食食品的熱量比較，另若選擇潛艇堡，不要白麵包，可選擇有加五穀雜糧的，而肉的部分不要選擇火腿、香腸等加工較多的肉品，更不要選擇肉丸等有濃稠醬汁的，蔬菜可請店員多放一些。

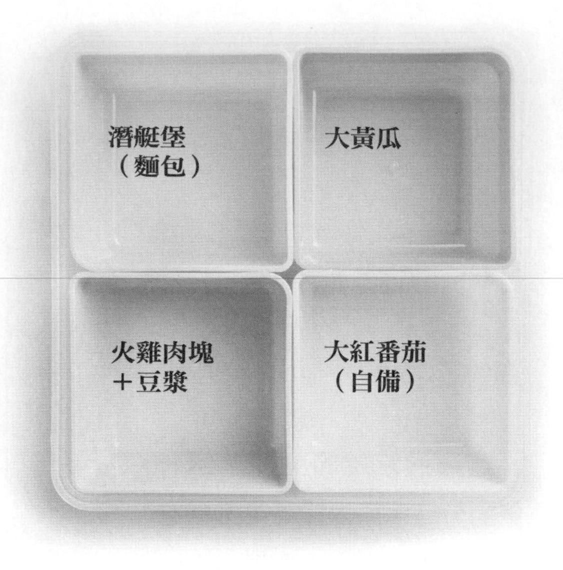

小叮嚀：一般我會捨棄蓬鬆的蔬菜絲，全部只放牛番茄，再加上大黃瓜片，這樣才可吃到比較足量的蔬菜。

2.在速食店，選擇無糖的茶當飲料（甚至是無糖的咖啡），可以減少很多熱量，也不要攝取碳酸飲料類的。可以選擇無糖豆漿當作飲品，又可補充優質蛋白質！

小叮嚀：肉要盡量選未再加工過的，例如火雞胸肉塊。

午、晚餐9：速食（不得已非吃不可時）

關鍵祕技：

米類製品比麵包類製品來得好。不要選擇濃湯。一般商業供應的生菜沙拉，因為是葉菜類，所以都較為蓬鬆，真正的蔬菜量不夠，所以最好能再自備一種。

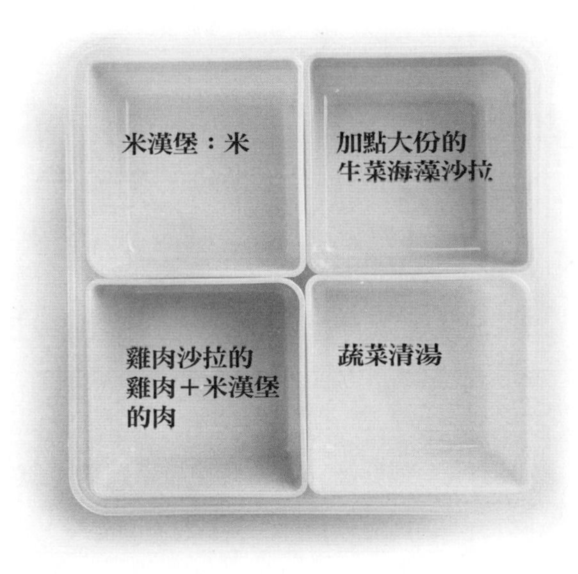

小叮嚀：漢堡的米，我通常不會全吃完。

午、晚餐10：連鎖咖啡簡餐店

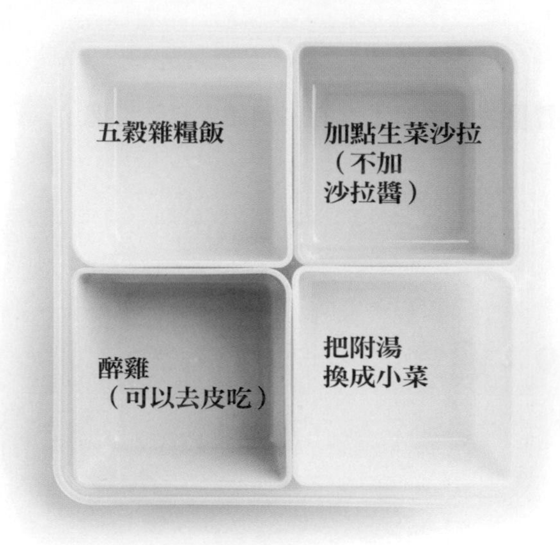

關鍵祕技：

其實現在很多連鎖咖啡簡餐店，只要懂得選擇、搭配，也有相對健康的餐點可以吃喔！而且有些店，把白飯換成五穀雜糧飯是不用加錢的，另外附湯多為濃湯，建議可換成沙拉或小菜。

小叮嚀：我都會先說生菜沙拉不加醬，然後自己再加上少許黑胡椒和鹽來吃。

午、晚餐11：滷味攤（提供給錯過用餐時間，找不到東西吃的外食族）

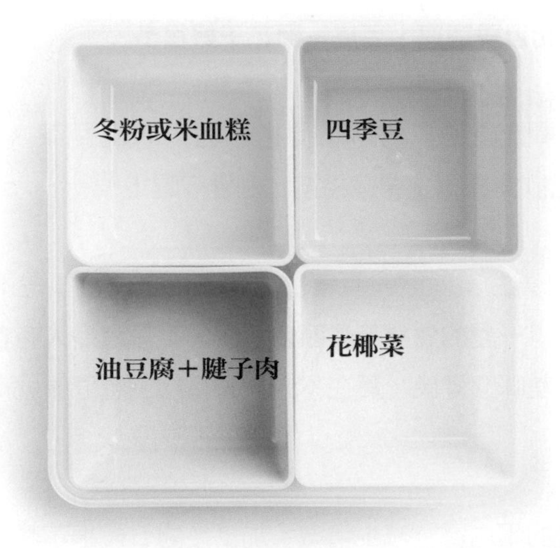

關鍵祕技：

1.冬粉（給食量大的選擇），可以替代冬粉的，還有玉米、芋頭、米血、芋頭條。不要選擇泡麵、雞絲麵、炸過的麵條等，而我自己最常自備地瓜搭配！

2.**蟹味棒、魚板、魚丸（無餡）好過貢丸、魚餃、燕餃、水晶餃等**！而各類蒟蒻製品也是增加飽足感的選擇。

3.**腱子肉，比其他部位的肉品好**。熱量、脂肪含量低，又好吃。

4.**油豆腐、豆乾比百頁豆腐、豆皮、蘭花干好很多**！

5.蔬菜可以選擇種類越多越好（但也不可以只吃蔬菜，什麼都不吃，「4321黃金餐盤飲食原則」要嚴格按比例遵守喔！）

上面所有「4321黃金餐盤飲食原則」的例子，大家看看是不是顏色豐富？我經常告訴大家，**一餐的食材若是顏色豐富，不僅會令人有食慾，也代表營養素豐富**，而且美味又健康，實在不像大家想的，想健康就得挨餓或過著苦行僧的生活呢！

吃進優質且足量的蛋白質，減少精緻、加工後的五穀根莖類，改吃天然全穀根莖類，再吃足兩等份深綠、黃、紅蔬菜，最後加上每餐一種水果，一天三種，其實就是現代人獲得青春、窈窕、不老的方法喔。

試試看嘛，很容易的，養成習慣後就一點也不難囉！

健康飲1：

可與早餐搭配，輕輕鬆鬆就攝取了兩份的蔬菜，或是當作健康的飲料，讓每天多補充更多的蔬菜！

作法：

1.取兩顆新鮮大紅牛番茄（屬蔬菜類），切開，放入果汁機。

2.加入少許天然梅子粉、加入水、冰塊，可加一點糖，打成汁！

迷思：自己用新鮮水果現打的果汁，健康又營養，喝再多也無所謂？錯！成年人這樣喝，不用三個月，三酸甘油酯、血糖都高了。切記水果不可打汁。

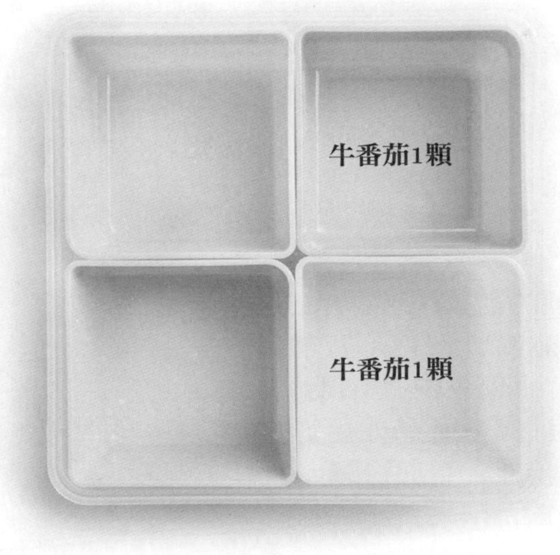

減肥也可以吃點心、零食？！

1 捨棄加工品作為點心、零食

例如糖果、麵包、蛋糕、餅乾、洋芋片、含糖飲料、冰淇淋、氣泡式飲料（碳酸飲料）等。

2 就算是零熱量，含代糖的飲料也不建議

因為幾年前的權威科學研究已經證實，碳酸飲料不只是有熱量的問題，而且會加速細胞的老化。且代糖產品使用過多，一樣會增加腎臟的負擔。

3 選擇新鮮、天然的食材所製備的點心

例如龜苓膏、仙草、愛玉、蒟蒻、豆花、寒天、白木耳湯、優格、紅豆湯、綠豆湯、山粉圓、地瓜湯、米果等，絕對比任何加工品好太多了！

4 一律選擇無糖的飲料

如各種花茶、麥茶、決明子茶、仙草茶、黑咖啡、紅茶、拿鐵。

5 零食

無油海苔、鱈魚香絲。

6 水果千萬不要打成汁

攝取水果最好的方式，是當令當季，新鮮切開來吃，千萬不要打成汁。一旦把水果打成汁，容易攝取過量而不自覺，且打成汁的水果，糖分更容易被身體所吸收。

一顆蘋果新鮮切著吃，不會讓你胖，但是打成汁就很容易了。

所以，真正具有健康效益的蔬果汁，一定要蔬菜佔食材比例的8成，而水果，頂多是用來提味，只能佔2成。

健康飲2：

促進腸道蠕動，富含纖維！

蘋果1/6-1/4個、檸檬汁少許。

作法：

1.蘋果1/6-1/4個（買有機的，可以連皮一起打成汁）。

2.檸檬汁少許加水打成汁，再加上少許糖。

喜歡有嚼感的，可以加切丁的蒟蒻，用粗口吸管喝，或是加入愛玉、山粉圓或白木耳，加一點點蜂蜜提味，夏天消暑又健康美味。

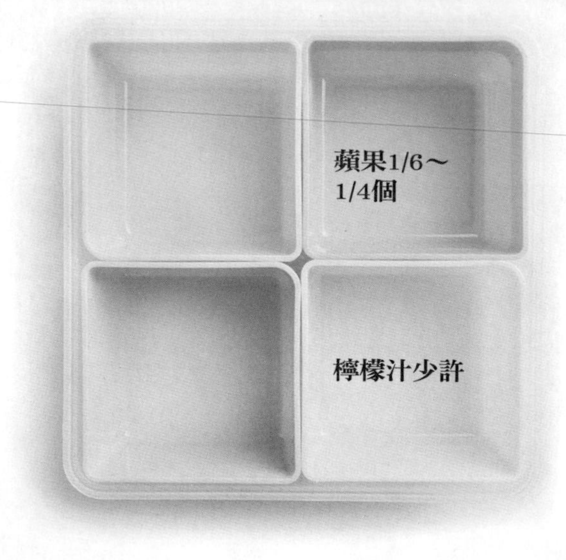

最好的消暑健康冰品：

就算夏天想吃冰，也能吃得最健康，只需要補充一份的奶蛋魚肉豆類，加一份水果類，就十分完整了。

急速冷凍的綜合莓果一份。

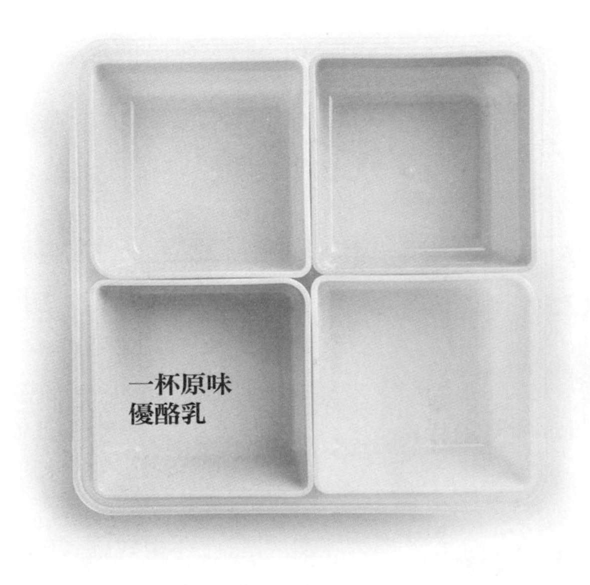

關鍵祕技：

急速冷凍的綜合新鮮果莓（這是含糖分較低的水果，大型量販店有售），包括桑椹、蔓越莓、藍莓等，提供豐富的花青素（OPC）。急速冷凍，能保留食物最多的營養素，無添加其他添加物。

作法：

與原味優酪乳或原味優格一起放入果汁機，打成冰沙或綿綿冰！比外賣冰品好吃又健康多了。

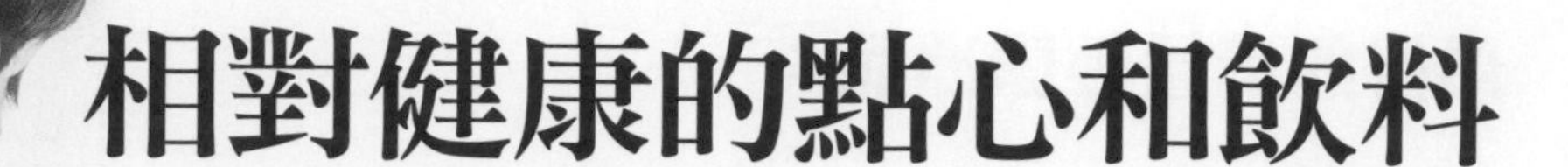

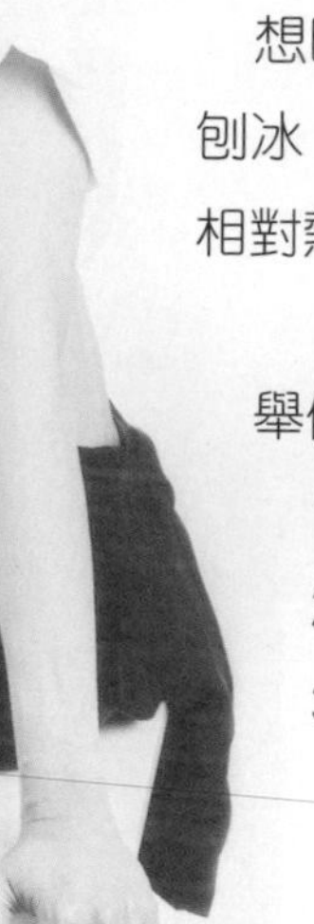

想吃點心時，可以把水果作為點心的一部分（例如夏天想吃刨冰，配料選擇新鮮的水果，取代果醬、湯圓、芋圓、粉圓等相對熱量高的配料）。

舉例來說：想喝一杯相對健康的珍珠奶茶，該怎麼點？

1. 多花15元，選擇鮮奶調配的，而不是奶精粉製成的。
2. 甜度：半糖或三分糖（無糖當然最好）。
3. 粉圓只放1/3，或是以白木耳、仙草凍、蒟蒻取代，甚至是不加。

如何喝一杯相對健康的咖啡？用鮮奶，甚至是低脂鮮奶取代奶精、奶球，並且不加糖。

關鍵祕技：

1. 奶精粉或植物奶精，雖然有個奶字，但實際上無奶類成分，完全是以玉米澱粉噴油製成，是相對便宜的原料（與各種純五穀雜糧的粉末或奶粉比較），只是為了用廉價的方式創造順口、香滑，取悅大眾的口感，所以**任何產品只要含有奶精或植物奶精（經常出現在各種沖泡式的粉狀即食食品），都不建議大家選擇。**

2. 拒絕含有反式脂肪酸的食品，ex.奶精、烘培製品常含有廉價巧克力。反式脂肪是為了使油炸過程更穩定、更耐炸、更香等目的而做成的加工油脂，而在加工過程中產生出的副產物，已經經由科學證實，會直接危害人的心血管、促進體內的發炎反應，甚至有些科學研究已證實出反式脂肪與癌症的相關性。

比起大家知道應該盡量減少使用的動物性飽和脂肪（豬油、牛油），攝取反式脂肪，對人體的危害其實更甚，這已是確定的，因此繼許多國家之後，台灣衛生署業已規定，所有食品必須標示出反式脂肪酸的含量。以丹麥為例，2004年起，反式脂肪超過食品總脂肪含量的2%，不得販售。

只要大家稍稍留意成分標示，就能為自己的健康把關。目前台灣食品，從成分標示中，很容易發現反式脂肪佔所有脂肪含量的5-10%以上。**很多烘焙類製品，雖沒有標示，使用的油品也很容易含有反式脂肪酸**，所以減少攝取加工食品，好處是數都數不完的喔！

終極版最重要的祕技

如何透過每週量測數值，調整自己目前的4321飲食，真正達到減脂增肌，加快基礎代謝，達到永不復胖的目的？

根據多年的成功臨床經驗，如下：

STEP1：開始調整三餐飲食並記錄，做到「4321黃金餐盤飲食原則」，一天三種水果。

STEP2：每週固定時間記錄體組成。

STEP3：根據每個人的個體差異，開始調整出個人化的「4321黃金健康餐盤飲食原則」比例。怎麼做呢？

如果我們發現每週的體組成變化，在計算後，真正的減脂重仍低於體重的減少（脂肪重最少要佔減輕之體重的八成以上），低於此，表示體內肌肉無法維持，一直在分解的狀態。千千萬萬不要只看到重量減少就不去計算減脂量，長此下去，很快就會因為減到肌肉、新陳代謝變慢，而無法繼續代謝體脂肪，甚至開始復胖喔！

在減肥的過程中、在調整的過程中，我們可能會遇到很多狀況，千萬不要一遇到狀況就放棄。在這裡，我針對臨床上最常遇到的狀況，提出處理的方法，希望能夠幫大家度過每一個狀況，成功的減肥。

狀況一、肌肉無法維持，體重掉太快？這是總飲食熱量過低、沒有優質蛋白質來源的飲食造成的結果，所以千萬不要吃極低熱量的飲食。

處理一：再次確認是否有規律三餐、不可掉餐，並增加每餐優質蛋白質比例：例如多喝一杯無糖豆漿、豆腐、毛豆或魚、雞肉、蛋白等。

一般根據經驗，東方人飲食中的全穀根莖類還是容易攝取過多，所以減少一點全穀根莖類，加上一些優質蛋白質來源。一週之後，再量測一次體組成，多半就會減脂增肌了！

狀況二、體脂肪降低、肌肉維持，但體重一直不降？其實前面一個月，能出現這種狀況是好事，因這表示身體不但減了脂肪，長肌肉的基礎代謝也會逐漸提高，不用擔心，很快，體重就會跟著往下！

處理二：所以不需急著調整飲食，就放心地保持比例，吃下去。但如果此狀況是出現在兩個月、三個月之後，表示你餐飲的總分量可等比例稍降低。

大家還記得嗎？**想啟動年輕的基因，要吃七分飽**。所以你可以把每餐的分量等比例減少，特別是精緻加工的五穀根莖類減少，像白米、白麵，或全部用全穀根莖類來替換掉！

狀況三：已經增加了優質蛋白質的比例，減脂增肌的情況還是不理想？

處理三：會有這種情況的朋友，往往是因為飲食中，還有很多精緻加工的五穀根莖類，只要把三餐的白飯、白麵，全部用全穀根莖類，例如地瓜、南瓜、玉米、蓮藕、燕麥等替換掉，效果一定很好！

切記，精緻加工的五穀類，無法幫助脂肪代謝，還很容易堆積脂肪！

狀況四：不論怎麼提高三餐優質蛋白質來源，減少精緻五穀，減脂增肌的情況依然不理想？

處理四：我不得不告訴大家，通常這樣的朋友，絕大多數是因為荷爾蒙異常，尤其現代人最普遍的是壓力過大。

擁有慢性疲勞症候群的人，因為身體內的腎上線荷爾蒙大量分泌，導致肌肉分解多過合成、脂肪易堆積。通常這樣的人，內臟脂肪也高，且內臟脂肪不容易減下來，包括自律神經失調的一些朋友也是這樣！

我們在前面的章節就有解釋過，為何神經、荷爾蒙系統的不平衡會造成肥胖！遇上這樣比較複雜的問題，可以藉由專業人員的幫助，先去調整神經、荷爾蒙的平衡後，減脂增肌會比較容易。但即便如此，4321的飲食對這樣的一群人，也是絕對必要、有幫助的！

最後就祝大家事半功倍，一起回到高中時的新陳代謝，也歡迎大家與我分享執行本書後的心得。

國家圖書館預行編目資料

吃出高中生的新陳代謝：關鍵1招，絕對窈・窕・瘦／林佳靜著／何錦雲撰文. --初版. --臺北市:寶瓶文化, 2013. 10
面； 公分. -- (enjoy；53)
ISBN 978-986-5896-46-1 (平裝)

1. 減重 2. 健康飲食

411.94 102019876

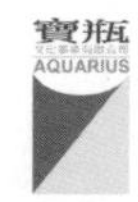

enjoy 053

吃出高中生的新陳代謝——關鍵1招，絕對窈・窕・瘦

作者／林佳靜
撰文／何錦雲

發行人／張寶琴
社長兼總編輯／朱亞君
主編／張純玲・簡伊玲
編輯／禹鐘月・賴逸娟
美術主編／林慧雯
校對／張純玲・陳佩伶・吳美滿・林佳靜
企劃副理／蘇靜玲
業務經理／李婉婷
財務主任／歐素琪　業務專員／林裕翔
出版者／寶瓶文化事業股份有限公司
地址／台北市110信義區基隆路一段180號8樓
電話／(02)27494988　傳真／(02)27495072
郵政劃撥／19446403　寶瓶文化事業股份有限公司
印刷廠／世和印製企業有限公司
總經銷／大和書報圖書股份有限公司　電話／(02)89902588
地址／新北市五股工業區五工五路2號　傳真／(02)22997900
E-mail／aquarius@udngroup.com

著作完成日期／二〇一三年九月
初版一刷日期／二〇一三年十月十五日
初版五刷日期／二〇一五年四月二十二日
ISBN／978-986-5896-46-1
定價／三五〇元

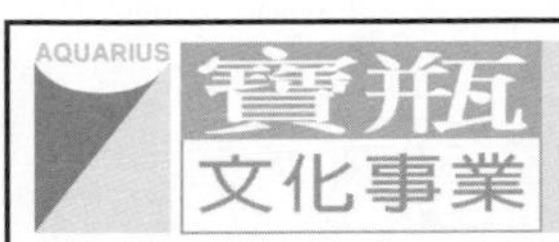

愛書人卡

感謝您熱心的為我們填寫，
對您的意見，我們會認真的加以參考，
希望寶瓶文化推出的每一本書，都能得到您的肯定與永遠的支持。

系列：Enjoy053　**書名：吃出高中生的新陳代謝——關鍵1招，絕對窈・窕・瘦**

1. 姓名：__________　性別：□男　□女
2. 生日：____年____月____日
3. 教育程度：□大學以上　□大學　□專科　□高中、高職　□高中職以下
4. 職業：__________
5. 聯絡地址：__________

   聯絡電話：__________　手機：__________
6. E-mail信箱：__________

   □同意　□不同意　免費獲得寶瓶文化叢書訊息
7. 購買日期：____ 年 ____ 月 ____日
8. 您得知本書的管道：□報紙／雜誌　□電視／電台　□親友介紹　□逛書店　□網路　□傳單／海報　□廣告　□其他
9. 您在哪裡買到本書：□書店，店名__________　□劃撥　□現場活動　□贈書　□網路購書，網站名稱：__________　□其他__________
10. 對本書的建議：（請填代號　1.滿意　2.尚可　3.再改進，請提供意見）

    內容：__________

    封面：__________

    編排：__________

    其他：__________

    綜合意見：__________
11. 希望我們未來出版哪一類的書籍：__________

讓文字與書寫的聲音大鳴大放

寶瓶文化事業股份有限公司

（請沿此虛線剪下）

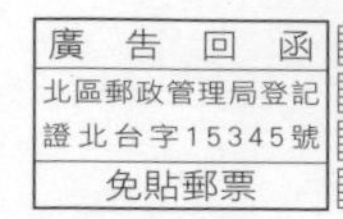

寶瓶文化事業股份有限公司　收
110台北市信義區基隆路一段180號8樓
8F,180 KEELUNG RD.,SEC.1,
TAIPEI.(110)TAIWAN R.O.C.

（請沿虛線對折後寄回，謝謝）